JN109925

ポテンシャル
健康・医療心理学

依田 麻子 編著／大石 武信・狩野 武道・
北村 世都・河野 千佳・松浦 隆信 著

psychologia potentia est

サイエンス社

監修のことば

　21世紀の心理学は前世期後半の認知革命以来の大きな変換期を迎えている。その特徴は現実社会への接近および周辺の他領域との融合であろう。

　インターネットの急速な発展により，居ながらにして世界中の情報を手にすることができる現代においては，リアリティをいかに維持するかが大きな課題である。その一方で身近には未曾有な大災害が起こり，人間の手ではコントロールが困難な不測の事態に備える必要が生じてきている。インターネットは人々に全能感を与え，大災害は人々に慢性的な不安を喚起する。このような現代に生きる者には，心についての深い理解は緊急の課題といえよう。

　こうした課題の解決に心理学は大きく貢献することができる。実験心理学は，情報の獲得，処理，そして行動に至る広範な知識を提供することで，生活のリアリティについての基盤を与え，その経験の原理を理解させる。臨床心理学的知見は慢性的な不安をはじめとする，現代の心の危機についての多様な，そして精緻な対処法を教える。

　本ライブラリは，急速に変化しつつある現代社会に即応した心理学の現状を，わかりやすく大学生に伝えるための教科書が必要とされている，という思いから構想されたものである。

　本ライブラリの特長は以下のようにまとめられる。①半期の授業を意識し，コンパクトに最新の知見を含む内容をわかりやすくまとめている。②読者として初学者を想定し，初歩から専門的な内容までを示すことで，この本だけで内容が理解できるようになっている。③情報を羅列した参考書ではなく，読むことで内容が理解できる独習書になっている。④多様な心理学の領域が示す「人間観」を知ることで，実社会における人間理解も深くなるように構成されている。つまり，社会に出てからも役に立つことを意識している。

　本ライブラリが心理学教育に少しでも貢献できることを願っている。

監修者　厳 島 行 雄

横 田 正 夫

羽 生 和 紀

まえがき

　古英語 hal は「完全な」という意味ですが，これは現代英語の「健康」を意味する health の語源です。私たちは健康という言葉を日常何気なく使っていますが，よく考えると健康とは何なのか，簡単にいうことはできません。健康とは何か，その答えは時代やその人がおかれている状況などによって変わっていきます。健康について考えるとき，傷が治る，風邪が治るといったイメージはわかりやすく，これは欠けているもの，傷ついているものが元に戻る，すなわち「完全な」状態というものに近いのかもしれません。

　健康に関する伝統的なモデルは，医学生理学モデルとよばれており，これは病気になった人は病気の犠牲者であるといった考え方です。治療の中心は病気になった身体であり，治療者は医学の専門家です。しかし，医学の知識や医療技術が急速に進展し，複雑化，高度化する中，伝統的な「健康」のモデルがあてはまらないことが多くなってきました。たとえば，難病を患っていても，現代医学は比較的普段と変わらない日常生活を可能にしてくれます。難病と診断され，その治療を続けながらも，充実した日々を送ることが可能になってきているのです。このような状況において，「完全な」という条件が健康の定義にあてはまらないのは珍しいことではないでしょう。

　1977 年にエンジェルが提唱した「健康」に関する生物・心理・社会モデルは，現代の健康について考える上で重要です。また，健康に関する生物医学的情報と現代心理学の知識の統合を推し進めるために，アメリカ心理学会の第38 部門として 1978 年にアメリカ健康心理学会が誕生したことも，健康に対する考え方の変化を象徴するものと考えることができるでしょう。

　それでは，現代における健康の定義とは何でしょうか。アメリカ健康心理学会が設立されてから 40 年以上が過ぎています。日本健康心理学会が設立されたのは 1987 年のことで，それからすでに 30 年以上が過ぎています。その当時と現代を比べて，健康についての考え方は変わったのでしょうか。医療の技術，人口構造，仕事や余暇の過ごし方など，私たちを取り巻く環境は大きく変化し

ています。さまざまなテクノロジーの変化のスピードも，これまでの時代とは比較になりません。加えて，気候変動，感染症のパンデミック，戦争といった地球規模の大きな変化にも私たちは向かい合わなければなりません。私たちはこのような大きな変化に対応し，自分自身の健康について，あるいは医療場面において，十分な実践を行っているのでしょうか。これからの社会は，良い意味でも悪い意味でも，これまでの延長線上では考えられないような変化が，質・量共に起こっていきます。当然医療も大きく変化していきます。皆さんが年を重ねていき，この本で学んだ日々を振り返るとき，多くの変化に愕然とするのではないでしょうか。日々，さまざまなものが変化します。それを進歩というのか，進化というのかはわかりませんが，私たち，共に地球に暮らす者にとって大切なことは，過去も未来も変わりません。その一つが，心身共に健やかに生活をすることです。その生活や医療にも，心理学の知識や技術は大きな貢献をしていきます。そして，心理学からの貢献こそが，これからの健康そして医療に求められるものなのです。

　2015（平成27）年9月16日に，公認心理師法が公布されました。公認心理師は心理職初の国家資格となります。そこで，本書は従来の「健康心理学」「医療心理学」の内容に加え，公認心理師カリキュラムに対応した「健康・医療心理学」領域の学習内容に準拠したものとなっています。しかしながら，心理学における健康・医療領域での貢献は，公認心理師に限られているわけではありません。本書で「健康・医療心理学」を学ぶことによって，公認心理師資格を目指すかどうかに関わらず，「現代の」そして「未来の」健康や医療のさまざまな領域への理解を深めることができるでしょう。

　最後になりましたが，本ライブラリを企画監修し，私たちに執筆の機会を与えていただきました厳島行雄先生，横田正夫先生，羽生和紀先生には，敬意と感謝の意を表したく存じます。サイエンス社編集部の清水匡太氏には本書を完成させるさまざまな局面で，ひとかたならぬお世話になりました。執筆者を代表して，心よりの感謝を申し上げます。

令和6年1月 　　　　　　　　　　　　　　　　　依　田　麻　子

目　　次

第 6 章　医療領域における活動──総論　80

第 7 章　精神科──小児・思春期　103

第 8 章　精神科における成人期・高齢期の 医療と心理的支援　126

第9章　心 療 内 科　　149

第10章　産科・小児科・母子保健　　169

第 I 部

ストレス——心と身体

健康とストレスの基礎

健康についての考え方は時代とともに変化し，1つに定めること
は難しい。それでは，心身の不調や疾患についての考え方について
は，どうであろうか。その原因に対する理解も科学技術の進歩に伴
い変化している。古くから「風邪は万病の元」といわれていたが，
現代ではこれを「ストレスは万病の元」と言い換えることもできる
だろう。

本章では，ストレスが心身に与える影響やストレスの包括的理解
のためのストレスモデルについて，その基礎的背景から理解するこ
とを目的としている。

1.1 ストレスとは

ストレス（stress）という言葉を使ったことがない人，まったく意味を知らない人は，現代社会の中にはほとんどいないであろう。しかし，日常使われているストレスという言葉の使われ方はあいまいで，その時々で，あるいは人によってさまざまな使われ方がされている。ストレスの研究においても，その定義は時代や立場によってさまざまであり，長い間明確な定義はなされず，また1つに限られてはこなかった。

しばしば用いられるストレスの定義としては，ストレスの原因となる刺激を**ストレッサー**（stressor），その結果としての**ストレス反応**（stress response）からとらえるものがある。たとえば，イヌを苦手な人が突然大きなイヌに出会った場合は，イヌとの遭遇がストレスの原因であり，ストレッサーである。人を対象とした場合に限れば，ストレス反応として，そのときの経験に対する主観的な報告を得られることが多い。イヌに出会った人が，非常に怖かった，恐ろしかったとそのときの気持ちを述べたとすれば，それはストレッサーに対する主観的反応であり，ストレス反応の一つの側面である。心拍数が増えた，冷や汗が出たなどの身体反応も，ストレス反応である。一方で，突然のイヌとの遭遇であってもイヌ好きの人であれば，多少驚くであろうが，その人に大きなストレス反応は起こらないだろう。このような身近な例からもわかるように，単にストレッサーのみではストレス反応の程度は予測できない（図1.1）。

ストレスに対する心理・生物学的な知見が多く得られることになった始まりを歴史的にみてみると，人を対象とした研究からではなく，実験室における動物実験から得られた成果が先行していた。その後，人を対象とした研究も大きな進歩を遂げ，ストレス反応の心理学的なプロセスをモデル化したのが第2章で後述するラザルスとフォルクマン（Lazarus & Folkman, 1984）である。さらに近年の神経科学や免疫学等の進歩は，ストレスが風邪や高血圧，心疾患といったさまざまな心身の不調に影響を与えるメカニズムを科学的に明らかにすることに大きく貢献し（Hamilton-West, 2011），ストレスという用語は幅広い分野で用いられるようになっている。

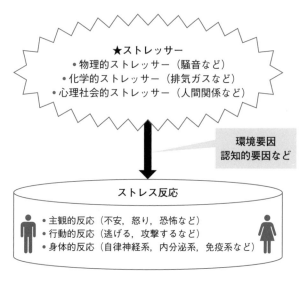

図 1.1　ストレスの概念図

1.2　ストレスの生理学的背景

1.2.1　ホメオスタシスと緊急反応

　ストレスと関連した概念を歴史的にみてみると，フランスの医学者ベルナール（Bernard, C.；1813-1878）の**内部環境**（miliéu intériéur）を挙げることができる。これは，生体内部の環境は外部環境が変化してもほとんど変化しないようにするという調整機能を指摘したものであり，生体のもつこの調整機能は生命維持にもっとも重要なものである。その後，アメリカの生理学者キャノン（Cannon, W. B.；1871-1945）はベルナールの内部環境の考えを発展させ，**ホメオスタシス**（homeostasis）という概念を提唱した。これは homeo（類似）と stasis（持続）という2つのギリシャ語からの造語である。

　キャノンが行った有名な実験に，ネコに対してイヌを激しく吠えさせ，ネコの恐怖や怒りの情動を喚起させる，というものがある。このような状況におかれたネコは，交感神経系の興奮によるさまざまな身体反応（毛が逆立つ，瞳孔が拡大する，心拍数が増加する，血圧が上昇する，胃腸の運動や消化液の分泌

が抑制されるなど）を示した。こういった緊急事態に対する生体の反応は**緊急
反応**（emergency reaction）とよばれ，生体が環境の変化に適応するための恒
常性の維持の仕組み，すなわちホメオスタシスであるとしている。緊急反応を，
自分に降りかかる危険から身を守るために，脅威をもたらすストレッサーを攻
撃したり，ストレッサーから逃避したりするための準備状態としてとらえ，**闘
争─逃走反応**（fight or flight response）とよんだ。キャノンの闘争─逃走反応
の概念は，その後のストレス研究に大きな影響を与えた。

1.2.2　汎適応症候群

　キャノンの研究をさらに発展させ，ストレスのメカニズムを内分泌系の側面
から明らかにしたのが，セリエ（Selye, H. ; 1907-1982）である。

　セリエは当初，内分泌系を専門とする生理学者であり，まだ発見されていな
い性ホルモンやその効果を見出すための研究をラットで行っていた。その過程
で，ラットに与えた刺激（異なる臓器からの抽出物，ホルマリンなど）の種類
に関わらず，ラットに胃・十二指腸の潰瘍，副腎皮質の肥大，胸腺やリンパ節
の萎縮といった共通した変化が生じることに気づいた。さらに，性質の異なる
刺激，たとえば寒冷，温熱刺激や恐怖といった刺激をラットに与えた場合でも，
ラットに同様の変化が生じることを見出した。このことは，見出された共通の
変化が性ホルモンの働きでないことを示していたが，これは「**非特異的ストレ
ス**」の効果としてとらえられた。これらの研究成果から，セリエは身体がさま
ざまなストレッサーに対して共通した身体反応を示すことを明らかにし，これ
を汎適応症候群（General Adaptation Syndrome; GAS）とよんだ。そして，こ
のような症候群は有害な「非特異的ストレス」環境におかれた生体が，その環
境の中で生命を維持し続けようとする結果であると考えた。すなわち，ストレ
ッサーの種類に関わらず生体が示した共通した反応を，環境への「適応」のた
めにもたらされたものととらえた。

　セリエは，「非特異的ストレス（有害なストレッサー）」を受けてからの時間
経過による生体の抵抗を，警告反応期・抵抗期・疲はい期の3相期に分けて示
した（図1.2）。

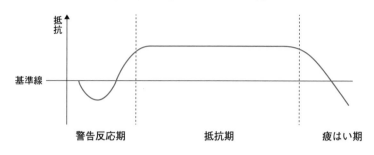

図 1.2　**ストレス反応の3相期の変化**（Selye, 1978 杉ら訳 1988）

　警告反応期（stage of alarm reaction）では，生体がストレッサーを感知し，警告反応が生じる。これはストレッサーに抵抗していくための準備段階であり，この段階ではストレッサーの種類，強度に応じた反応が生じる。一時的な血圧の低下，低血糖，低体温などにより身体の抵抗が低下するショック相と，それに対する防衛反応として抵抗が高まる反ショック相からなる。

　抵抗期（stage of resistance）では，ストレッサーに対する抵抗が通常の時期より増加して維持され，ストレッサーに対するさまざまな対処反応がとられる。対処の範囲内で生体内の歪みは修正され，適切な適応状態となっていく。対処しているストレッサーに対する抵抗は強まっているが，それ以外のストレッサーに対する抵抗は十分ではない。

　疲はい期（stage of exhaustion）は，長期にわたりストレッサーが取り除かれないと生じるステージである。適応のための抵抗機能が破綻し，抵抗する力が激減する。この段階が長く続くと，より深刻な疾患の発症や生命の危機につながる。

　セリエ（Selye, 1956）は，私たちのさまざまな臓器，特に内分泌系と神経系は，私たちが自らを取りまく環境の絶え間ない変化に適応するための助けになる働きをしている，と述べている。また，ストレスは生体内に生じる非特異的変化の総和の形でもたらされ，ストレッサーに連続的にさらされた全期間を通じて進展する（Selye, 1978 杉ら訳 1988）。そのためストレスに対する身体反応は，短期的には適応に必要な反応であるが，それが長期にわたる場合，さまざ

まな臓器にダメージを与え疲弊させ健康を害するものとなっていく。

　生理学的ストレス研究において，キャノンは主に神経系の役割から，セリエは内分泌系の役割から，それぞれ大きな貢献を果たした。

1.2.3　ストレスに対する身体の反応

　キャノンやセリエの発見は，ストレスに対する身体反応の神経系や内分泌系が果たす役割を明らかにする契機となっていった。

　生体のストレス反応システムとして，SAM軸（Sympathetic-Adrenal-Medul-

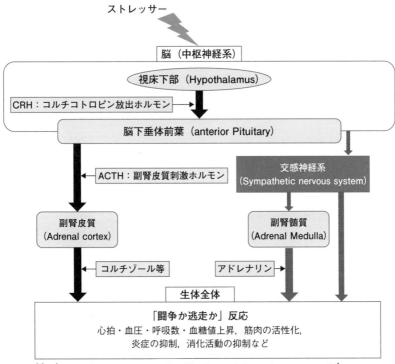

HPA軸（Hypothalamus-anterior Pituitary-Adrenal cortex axis）
SAM軸（Sympathetic nervous system-Adrenal-Medulla axis）

図1.3　ストレス反応の2つの経路――視床下部–交感神経–副腎髄質軸（Sympathetic-Adrenal-Medulla axis；SAM軸）と視床下部–脳下垂体–副腎皮質軸（Hypothalamus-anterior Pituitary-Adrenal cortex axis；HPA軸）

la axis）と HPA 軸（Hypothalamus-anterior Pituitary-Adrenal cortex axis）が共
に重要な役割を担っている。

　SAM 軸は闘争—闘争反応の際に活性化し，身体のホメオスタシスを維持し，
環境からのストレッサーに適応する役割をもっている。すなわち**交感神経系**
（sympathetic nervous system）が活性化し，**副腎髄質**（adrenal medulla）から
はアドレナリンが放出される。

　HPA 軸では，**視床下部**（hypothalamus）からコルチコトロピン放出ホルモ
ン（CRH）が分泌され，**脳下垂体前葉**（anterior pituitary gland）に届き，そ
の刺激を受け**副腎皮質刺激ホルモン**（ACTH）が分泌され，血液に乗って**副腎**
（adrenal gland）に届き，**副腎皮質**（adrenal cortex）からコルチコステロン，
コルチゾールなどのステロイドホルモンが分泌される（図 1.3）。

1.2.4　アロスタシス理論

　慢性的なストレッサーに対する身体の反応に関する説明理論として，アロス
タシス（allostasis）の概念が提唱されている。アロスタシスプロセスは，より
高次な神経系の働きを反映しており，幅広いホメオスタシス反射の制御や調整
に役立っている。長引くストレッサーに対する自律神経系，HPA 軸，心臓血
管系，代謝系，免疫系などのすべての反応に関係し，柔軟な相互作用的調整を
可能にしていると考えられている。

　ホメオスタシスもアロスタシスも，生体の内外の変化から生体を防御する働
きをもつ。このような生体の適応機能はストレッサーに対して短期的には適切
な反応であるが，その反応が長期に続けば消耗してしまい，**アロスタティック
負荷**という状態になる（図 1.4）。

　アロスタシスの概念は従来のストレス反応やホメオスタシスの概念と大きく
異なっているわけではないが，長期間にわたるストレッサーはホメオスタシス
の絶え間ない再構築を必要とすることを示し，たとえわずかな調節異常であっ
ても，それが繰り返され，積み重なれば疾患の発症に寄与する可能性があるこ
とを示唆している（McEwen & Stellar, 1993）。

　アロスタティック負荷になるかならないかは，遺伝子，情動反応，コーピン

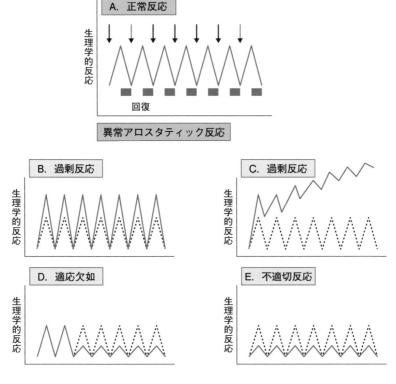

図 1.4　**アロスタシス反応（正常反応）とアロスタティック負荷（異常アロスタティック反応）**
（津田，2007）

グスタイルなどの多くの要因と関連があるとされている。たとえば，自己統制
感の欠如，ソーシャル・サポートや地域とのつながりの欠如，睡眠不足，運動
不足，不適切な食習慣などとの関連も示唆されている。

1.2.5　ストレス反応の性差

　ストレッサーに対する反応の性差は，従来あまり指摘されてこなかった。テ
イラーら（Taylor et al., 2000）は，ストレス反応に性差がないというわけでは
なく，1995 年以前に報告された研究の参加者が男性に偏っていたり，雄性動
物を使った研究が多かったりしたことが，性差に関する検討が少なかった可能
性の一つであろうと指摘している。その上で，ストレッサーに対して男性では

コラム 1.1	免疫反応の古典的条件づけ

　エイダーとコーエン（Ader & Cohen, 1975）は，免疫系に対する古典的条件づけを，実験室ラットを用いて行った。サッカリン水溶液を条件刺激（Conditioned Stimulus; CS），免疫抑制剤を無条件刺激（Unconditioned Stimulus; US）とし，連合学習を行ったのである。その結果，条件刺激であるサッカリンの摂取により，条件反応である免疫反応の抑制が免疫抑制剤の投与なしにある程度生じていたことを示した。また，マウスに CS として樟脳の匂いを提示し，次いで US として NK 細胞を活性化させる作用のあるインターフェロンを注射するという対提示を行った。このように樟脳とインターフェロンを数回対提示した後，樟脳の匂いのみを提示した場合でも，NK 細胞の活性化が認められた（Solvason et al., 1988）。

コラム 1.2	精神神経内分泌学

　これは，エイダー（Ader, R.）らが 1981 年に著した *"Psychoneuroimmunology"* に端を発した学際的研究領域である。心理，神経，内分泌，免疫などの生体内の恒常性維持機構の相互作用を対象とする領域で，1990 年代より盛んに研究が行われるようになった。伝統的にバラバラの機構として研究されてきたそれぞれの系を，独立したものとしてとらえるのではなく，各系同士の相互関係（「クロストーク」）に注目し，生物を理解しようとするアプローチである。

闘争―逃走反応を顕著に示す傾向があるが，女性では必ずしも同様の反応のみを示すわけではないこと，ストレッサーによっては世話と親密化反応（tend and befriend response），すなわち子どもや自分を守り，女性同士で親密になるといった傾向があることを指摘している。当然女性にも攻撃性はあるが，ストレッサーに対して闘争―逃走反応ばかりではない反応が存在することもストレスを理解していく上で必要であろう。

　一般的にストレッサーに対する反応は女性のほうが男性よりも抑制されているが，これらは加齢とともに差がなくなっていくという報告も多い（山田,

2010)。

●練 習 問 題

1. 汎適応症候群における3つのステージについて説明してください。
2. ホメオスタシスについて説明してください。
3. 生体のストレス反応システムについて説明してください。

●参 考 図 書

セリエ, H. 杉 靖三郎・田多井 吉之介・藤井 尚治・竹宮 隆 (訳)(1988). 現代社
　　会とストレス　原書改訂版　法政大学出版局
　　セリエ自身がストレス研究について語った本である。翻訳されてから時間がたっ
ており，現在用いられているものと異なる訳語や表現があるが，セリエ自身がどの
ようにストレス研究をスタートさせ，それを進化させていったのか，詳しく知るこ
とができる。

2

ストレスと心身の問題

ストレスの研究は動物実験が先行しており，そこではストレッサーとストレス反応に関する生理学的知見が蓄積されている。本章では，このような動物を用いた研究では直接調べにくい人に特有な問題として，ストレスの認知，対処に関する基礎的な知見や応用的な技法，ストレスメネジメントなどについて理解を深めることを目的としている。

2.1 現代人のストレスとその対応

初めて遭遇する場面や状況に適応するために，私たちの身体は前章で説明したようなさまざまな反応システムを発動する。しかし，この状況と反応の関係は，現代人にとっては複雑である。現代社会において私たちが遭遇するストレッサーは，遠い昔の私たちの祖先が遭遇したストレッサーとは異なっていることが多い。

前章の最後に，ストレス反応の性差について取り上げ，世話と親密化反応について言及したが，本章で扱うストレス反応は主に闘争—逃走に関連するものである。

現代社会における日常的な生活の中でストレスを感じる状況は多種多様で複雑であるが，一番多く報告されるストレッサーは対人関係に由来するものだとされている。対人関係のストレスのような場合，ストレッサーとなっている相手の目の前から突然逃げ出したり，その相手と直接戦ったりといった対応をとることは難しく，現実的ではない。また，その相手が目の前にいない状況であっても，そこで起こったことや感じたことを繰返し思い起こすといったこともしばしば経験するであろう。このように，遠い昔に私たちの祖先が遭遇したであろう猛獣というストレッサーに対して有効であった闘争—逃走といった対応は，現代社会において有効に用いることは必ずしもできないのである。

現代社会のストレッサーに対して，私たちはどのように反応しているのだろうか。また，同じような場面や状況におかれても，不安や恐れを感じやすい人もいればそうでない人もいる。このような個人差は，どのようにして起きてくるのだろうか。

2.2 ストレスの包括的モデル

2.2.1 トランスアクショナルモデルにおけるストレスの認知

ラザルス（Lazarus, R. S.：1922-2002）は，ストレス[1]に対する反応が起こる

[1] ここでは，ストレッサーをストレスと表記している。

際，原因となっている対象の知覚や認知的評価が重要な役割を演じていること
を強調した。その後，ラザルスとフォルクマン（Lazarus & Folkman, 1984）は，
ストレスの包括的心理学モデルとしてトランスアクショナルモデル（transac-
tional model）を示した。トランスアクショナルモデルでは，まずストレスの
認知的評価が重要なポイントとなる。

　では，トランスアクショナルモデルでは，ストレスをどのようにとらえてい
るのだろうか。トランスアクショナルモデルにおけるストレスの定義は，スト
レスは単に環境からの脅威に対する単純で自動的な反応ではなく，環境とそれ
を評価した人とのトランスアクション（相互作用）の結果である，としている。
また，ある個人が自分にとってその出来事や状況を危険であったり，自身の資
源を超えていたり，あるいは自身のウェルビーイング[2]（well-being）を損なう
ものをストレスである，としている。

　このモデルの中で，評価は次のように述べられている。まず，新奇な場面や
状況に遭遇した際に自分にとって，①関係がない出来事なのか，②無害（肯定
的）な出来事なのか，③ストレスフルな出来事であり「害や損失・脅威・挑
戦」を含んでいるのか，といった評価を行う。これを一次的評価としている。

　害や損失と評価した場合，社会的あるいは自己に対する評価は通常すでに害
を受けたり損失を受けたりしている。脅威は，まだ問題は現実には起きていな
いが，害や損失が生じることが予想され，将来に対する否定的な意味を含んで
いる場合が多い。脅威が害や損失と異なるのは，予想することによる対処の可
能性をもつ点である。挑戦は対処努力を含んでいる点では脅威と共通点をもつ。
異なる点は，挑戦は遭遇した事態に対して熱意や興奮といった情動と関連する
が，脅威は害の可能性が中心となり，恐怖，不安などの負の情動によって特徴
づけられる点である。このような挑戦と脅威は必ずしも相互に除外的である必
要はなく，1つの出来事が両方の情動的側面を有する場合もある。

　ストレスフルな出来事に遭遇した場合，それを切り抜けるために何をすべき

---

[2] さまざまな場面において，身体的，精神的，社会的に良い状態にあることを意味す
る概念である。多くのポジティブな意味合いを含み，日本語にはせずにそのまま「ウェ
ルビーイング」と表記されることが多い。

かを検討する過程が二次的評価である。この何をすべきかということが，もう1つの重要なポイントであるコーピングである。

2.2.2 トランスアクショナルモデルにおけるコーピング

ラザルスとフォルクマン（Lazarus & Folkman, 1984 本明ら監訳 1991）はコーピング（対処；coping）の定義を「個人の資源に負荷を与えたり，その資源を超えると評定された外的・内的要請を処理するために行う認知的努力であり，その努力は常に変化するものである」としている。

ラザルス（Lazarus, 1999）のコーピングの定義には3つの特徴がある。それは，①コーピングとは安定したスタイルではなく，状況によって変化する動的なプロセスであるということ，②コーピングとは意識的な努力であり，無意識レベルでなされる防衛機制とは異なるということ，③コーピングを行うこととその結果は別々に扱われる，ということである。

ラザルスとフォルクマン（Lazarus & Folkman, 1984 本明ら監訳 1991）は，コーピングのタイプを問題焦点型対処と情動焦点型対処に分類している（図2.1）。問題焦点型対処とは，問題解決に向けて情報を収集する，計画を立てる，具体的に行動するといったように，直面する状況それ事態を解決しようとするものである。情動焦点型対処は，直面する問題について考えるのをやめたり，問題の意味を考え直したりといったように，直面する問題を直接解決しようとするのではなく，問題によって生起した情動の調整を目的としている。

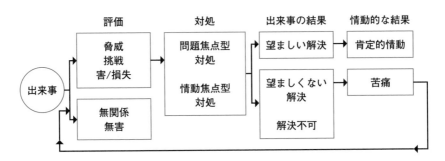

図2.1　コーピング過程の理論的モデル（Folkman, 1997）

　用いられるコーピングのタイプは，状況によって異なる。直面している問題に対して対処可能と評価した場合には問題焦点型対処，対処不可能と評価した場合には情動焦点型対処が選択されやすい。また，実際のコーピングに際して，コーピングのコスト（cost of coping）ということも考える必要があろう（Cohen et al., 1986）。一般に問題解決に向けて積極的にコーピングの努力を行うことは高い評価を得ることが多い。しかしながら，ストレスフルな状況に長時間，積極的にコーピングをすることによって生理的・心理的エネルギーを使い果たしたり，そのことによって覚醒レベルや生体の反応性をさらに高めてしまったりすることもある。また，ある状況で成功したコーピングを他の状況においても繰返し過度に使用する，といったことも起こり得る。コーピングによる利得とそのことによるコストやリスクという視点も，合わせてもつ必要がある。どのコーピングが適切なのかという判断は，どの時点における（短期的結果，長期的結果），どのような結果（状況の改善，ストレス反応の低減，課題遂行の促進）を重視するかによって異なってくるだろう。

2.3　ストレスアセスメント

2.3.1　ライフイベント法

　ライフイベント（生活上の出来事）からストレスを測定する尺度としては，ホームズとラーエ（Holmes & Rahe, 1967）が376人のアメリカ市民のデータを基に開発した社会的再適応尺度（Social Readjustment Rating Scale; SRRS）が有名である。日本でも学生版，勤労者版などが作られている。表2.1は日本の勤労者を対象としたSRRSである（夏目・村田，1993）。

　この尺度は，さまざまなイベントを体験することによって，その生活や環境に再び適応するために必要な努力を衝撃の程度として測定している。この合計得点が高いほど変化が大きく，衝撃度も大きいイベントをたくさん経験したことになる。尺度には，ネガティブなイベント（例：近親者の死）だけでなく，ポジティブなイベント（例：休暇）なども含まれている。この尺度が注目された一つの理由は，疾患の発生との関連性が示された点にある。ホームズらは3

表 2.1　**日本の勤労者を対象とした SRRS 得点**（夏目・村田，1993）

順位	ストレッサー	全平均	性別		順位	ストレッサー	全平均	性別	
			男	女				男	女
1	配偶者の死	83	83	82	36	子供の受験勉強	46	44	53
2	会社の倒産	74	74	74	37	妊娠	44	43	50
3	親族の死	73	71	78	38	顧客との人間関係	44	44	47
4	離婚	72	72	72	39	仕事のペース，活動の減少	44	45	43
5	夫婦の別居	67	67	69	40	定年退職	44	44	42
6	会社を変わる	64	64	62	41	部下とのトラブル	43	43	45
7	自分の病気や怪我	62	61	67	42	仕事に打ち込む	43	43	44
8	多忙による心身の過労	62	61	67	43	住宅環境の大きな変化	42	42	45
9	300 万円以上の借金	61	60	65	44	課員が減る	42	42	43
10	仕事上のミス	61	60	65	45	社会活動の大きな変化	42	41	43
11	転職	61	61	61	46	職場の OA 化	42	41	45
12	単身赴任	60	60	60	47	団欒する家族メンバーの大きな変化	41	40	44
13	左遷	60	60	59	48	子供が新しい学校へ変わる	41	40	45
14	家族の健康や行動の大きな変化	59	48	63	49	軽度の法律違反	41	40	43
15	会社の建て直し	59	59	58	50	同僚の昇進・昇格	40	41	37
16	友人の死	59	498	63	51	技術革新の進歩	40	40	41
17	会社が吸収合併される	59	59	58	52	仕事のペース，活動の増加	40	41	39
18	収入の減少	58	58	58	53	自分の昇進・昇格	40	40	41
19	人事異動	58	58	58	54	妻（夫）が仕事を辞める	40	35	61
20	労働条件の大きな変化	55	54	56	55	職場関係者に仕事の予算がつかない	38	38	38
21	配置転換	54	54	55	56	自己の習慣の変化	38	37	42
22	同僚との人間関係	53	52	57	57	個人的成功	38	37	40
23	法律的トラブル	52	52	51	58	妻（夫）が仕事をはじめる	38	38	37
24	300 万円以下の借金	51	51	55	59	食習慣の大きな変化	37	36	42
25	上司とのトラブル	51	51	50	60	レクリエーションの減少	37	37	36
26	抜擢に伴う配置転換	51	51	52	61	職場関係者に仕事の予算がつく	35	35	33
27	息子や嫁が家を離れる	50	50	50	62	長期休暇	35	34	37
28	結婚	50	50	50	63	課員が増える	32	32	32
29	性的問題・障害	49	48	50	64	レクリエーションの増加	28	27	30
30	夫婦げんか	48	47	52	65	収入の増加	25	25	23
31	新しい家族が増える	47	46	52					
32	睡眠習慣の大きな変化	47	47	50		●私が耐えられるストレスは	74	74	72
33	同僚とのトラブル	47	45	54		●私の現在のストレスは	49	48	53
34	引っ越し	47	46	50					
35	住宅ローン	47	46	50		サンプル数（人）	1630	1322	308

カ月から半年程度の期間に体験した総得点が高いと，健康状態が損なわれる可能性が高いとしている。具体的には，「結婚」というイベントを 50 と考え，あらかじめ強度が示されているさまざまなイベントをどのくらい体験したかで評価する。

　この方法の長所としては，ストレスを数量化するため，体験したストレスの強さをとらえやすいという点がある。短所としては，ストレス度の強いイベントが中心となり，評価者によっては，リストに出ているような体験をあまりしていないという可能性がある。また，同一のイベントであっても，その個人によってイベントに対する意味づけや評価が異なる場合がある。たとえば，離婚を例にとって考えると，離婚を申し出た側と申し出られた側とでは当然離婚というイベントへの評価は異なることだろう。

2.3.2　デイリーハッスル

　ラザルスとフォルクマン（Lazarus & Folkman, 1984）は，特別なイベントではなく日常生活上の小さな苛立ち事，ネガティブな出来事をデイリーハッスル（daily hassle）とよび，軽視できないとした。そして彼らはそれらに対する主観的な困難度を測定する尺度を作成した。また，それに対応するものとして，日々のアップリフト（uplift），すなわち日常のポジティブな出来事への遭遇や経験の測定を試みた。

　ハッスル尺度の作成では，日常苛立ちを感じる原因となること（たとえば物の置き場を間違える，物を紛失する，迷惑な隣人など）を多数リストアップした。アップリフト尺度では，日常の楽しいこと（趣味を楽しむ，やらなければならないことを終わらせる，欲しいものを手に入れるなど）が収集された。

　ハッスルの中の上位に挙がることの多い3つの項目は，体重を気にする，家族の健康を気遣う，物価の値上がり，であった。アップリフトでは，パートナーとの良好な関係，友人との良好な関係，やるべきことを達成する，であった（Kanner et al., 1981）。

2.3.3 その他のストレスアセスメント

ストレスを測定する尺度は，ストレッサーのみならず，ストレス反応の側面からも多く開発されている。直接ストレスを測定する目的で開発されたわけではないが，精神健康調査票（the General Health Questionnaire; GHQ），コーネル健康調査票（Cornell Medical Index Health Questionnaire; CMI），POMS（Profile of Mood States）や投影法なども，ストレスの測定，研究に用いられることがある。また，観察法も有力なアセスメントの方法であり，さらに質的研究法，混合研究法などの利用の可能性も議論されている。

近年では，生化学的指標，生理学的指標においても信頼性が高く，非侵襲的な測定技術が多く開発されているが，質問紙法であれ，生化学的指標を用いたものであれ，どのような目的でアセスメントをするのか，対象，ストレス状況とアセスメントのための指標の妥当性などを十分に吟味する必要がある。ストレス全般を知るための万能な指標はない。ストレスを理解するためにアセスメントを実施する際には，対象となる人，状況を吟味した上で，これまで蓄積されているストレスの心理学的，生理学的知見を踏まえ，できるだけ多面的にアプローチすることが重要である。

2.4 ストレスを緩和する要因

ストレスを緩和する主要な要因として，ソーシャル・サポート（社会的支援；social support）がある。ソーシャル・サポートは，社会的関係のネットワークに組み込まれており，現実に，あるいは潜在的に他者から受ける援助や支援を指している。

アメリカのカリフォルニア州アラメダ郡で実施された 9 年間にわたる前向き研究（prospective study）は，社会的なつながりに乏しい住民の死亡率や寿命が，そうでない住民よりも高かったという結果を明らかにした（Berkman & Syme, 1979）。それまで，社会的要因が健康に与える影響について，明確なエビデンスは示されていなかったが，その意味でもこの研究は画期的なものであった。その後，この研究の成果は多くの研究で支持され，今日のソーシャル・

サポート研究へとつながっている。

　ソーシャル・サポートの機能には，①情緒的サポート，②情報的サポート，③道具的サポート，④評価的サポート，がある。ソーシャル・サポートの効果に関しては，高ストレス下において，ソーシャル・サポートが健康やウェルビーイングに緩衝効果（stress buffer effect）をもつとするモデルと，ストレスの程度に関わらず健康やウェルビーイングに対して一貫した効果，すなわちストレスに対して直接効果（direct effect）を示すというモデルが提案されている（図2.2）。

　このような異なったモデルが提案されている背景には，一口にソーシャル・サポートといっても，どのような状況におけるどのようなサポートなのか，誰によるサポートなのか，どのような内容のサポートなのかなどの複雑な要因を

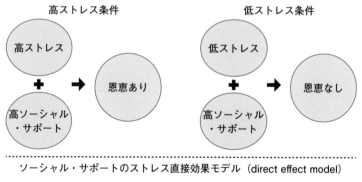

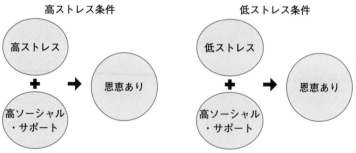

図2.2　**ソーシャル・サポートの機能**（Harrington, 2013）

含んでいる中で，研究によって取り上げている要因が異なっていることも一つの原因であろう。さらに，ソーシャル・サポートが必ずしもすべての状況で良い方向にばかり作用するとは限らず，不適切なソーシャル・サポートが引き起こす問題についても考慮する必要がある。

2.5 ストレスマネジメント

ストレスマネジメントの方法には，身体的，認知的，行動的側面からの技法が含まれる。ストレスマネジメントが多く用いられる場面として，臨床の現場が考えられる。臨床の現場ではすでに何らかの問題を有している人を対象として，その問題の解決や症状の緩和を目的としてストレスマネジメントが用いられる。また，ストレスの予防的措置として実施されることも増えている。たとえば，教育現場でも広まっているストレスマネジメント教育がこれにあたる。これは，ストレスによってすでに起こった症状や問題に対処するだけでなく，ストレスへの対処力を高めることを意図している（竹内，2005）。

2.5.1 ストレスマネジメントの技法

1. 身体的アプローチ

このアプローチにおけるストレスマネジメントは，身体の状態に注意を向ける，身体を動かす，呼吸を整える，といった特徴をもち，広い意味でのリラクセーション法を含んでいる。身体的なリラクセーションを行うことによって，過剰な，あるいは負の情動的な覚醒の低減につないでいこうとするものである。

シュルツ（Schultz, 1959）の自律訓練法（autogenic training）では，身体感覚や呼吸に注意を向け，ジェイコブソン（Jacobson, 1924）の漸進的筋弛緩法（progressive muscle relaxation）においても筋肉の緊張，弛緩状態に注意が払われる。さらに，カバットジン（Kabat-Zinn, 1990）のマインドフルネス認知行動療法においても呼吸や身体感覚へ注意を払うといった要素が含まれている。

2. 行動的アプローチ

ストレッサーそのものに行動的に介入していく技法として，アサーショント

レーニング（Assertion Training; AT），ソーシャルスキルトレーニング（Social Skills Training; SST）がある。

　ウォルピ（Wolpe, 1958）は，神経症の治療において，アサーション（主張反応；assertive response）が不安の抑制に特に有効であることを示した。彼はそのことを基に，不安に拮抗する反応として怒り感情の表出を含む主張行動のトレーニングを開発した（Wolpe & Lazarus, 1966）。その後，アサーション研究は多くの研究者に引き継がれたが，ソーシャルスキルの一つの要素として，ソーシャルスキルトレーニングの枠組みの中で扱われることが多くなった。ソーシャルスキルトレーニングでは包括的なソーシャルスキルを扱い，そこにはアサーショントレーニングが含まれるため，今日ではソーシャルスキルトレーニングはアサーショントレーニングの上位概念として考えられることも多い。

　ソーシャルスキルトレーニングは，社会生活や対人行動の中で必要とされるスキルを体系的に学習し獲得することを目標としており，ストレスマネジメントの中でも重要な技法である。

3. 認知的アプローチ

　2.2 節においてすでに述べたように，ストレッサーの認知はストレス反応に影響を与える重要な要素である。ストレッサーに対する認知が否定的であればあるほど，ストレス反応は強くなるだろう。このように，ストレッサーに遭遇した際に示すストレス反応に，認知が影響を与えるという考え方を，認知の優位性という。このようなストレス反応に対する認知の優位性という特性を用いた心理療法に，認知療法，認知行動療法（CBT; Cognitive Behavioral Therapy）がある。ここでは，対人関係の改善や日常のストレス対処への適応が実証されている。

2.6　健康づくりカウンセリング

　健康づくりカウンセリングは，健康心理学の実践的領域である。クライエントが健康についてさまざまな情報を得た上で，自身の判断によってよりよいライフスタイルを築いていけるように，さまざまな技法や知識を用いて支援を行

う。そのため，心理的・社会的・身体的な側面からクライエントがもつ心身の健康に関する問題や症状などの解決を目指す。対象となる場は，学校，職場，家庭，地域，医療の現場など，生活の場をすべて含んでいる。また対象者も乳幼児から高齢者まで含まれるため，健康づくりカウンセリングにおいては，幅広く新しい知識を得るだけでなく，さまざまなアプローチや技法の使用に関する実践力が求められる。

　健康づくりカウンセリングの目標は，①健康の維持・増進と疾病予防に関する問題の解決，行動変容および新たなライフスタイルの獲得，②クライエントの体験の促進の援助，③危険因子の軽減，健康的なライフスタイルを目指した健康増進プログラムの作成，である（日本健康心理学会，2002）。

コラム 2.1　前向き研究・後ろ向き研究

　研究を立案，開始後に新たに生じる出来事について調査する研究を**前向き研究**（prospective study）という。また，過去の出来事について調査する研究を**後ろ向き研究**（retrospective study）とよぶ。

　検診を例に考えると，その有効性の評価では，前向き研究は，研究開始後に行われた検診を評価する研究である。後ろ向き研究ではすでに行われた検診を評価する。

　前向き研究では，該当する出来事に交絡する因子を事前に把握することで，偏りの制御が可能となるが，研究結果が得られるまでにかなりの時間を要する。後ろ向き研究では，交絡因子の把握が難しいため，しばしば偏りの制御が困難であるが，研究は比較的短時間に終了することができる。

●練習問題

1. ストレスのトランスアクショナルモデルについて説明してください。

2. ソーシャル・サポートのモデルについて説明してください。

3. ストレスの測定について，ライフイベント測定法とデイリーハッスル測定法の特徴を比較してください。

●参考図書

ラザルス，R. S.・フォルクマン，S. 本明 寛・春木 豊・織田 正美（監訳）（1991）．
　　ストレスの心理学——認知的評価と対処の研究——　実務教育出版

　ストレスとコーピングに関する理論について，多くの関連研究を用い詳細に書かれている。ラザルスのストレスについての考え方を専門的に学ぶことができる。

カバットジン，J. 春木 豊（訳）（2007）．マインドフルネスストレス低減法　北大路書房

　マインドフルネス瞑想法，瞑想によるストレス対処法について，具体的な内容にふれることができる。

大野 裕（2011）．はじめての認知療法　講談社

　読みやすく，幅広い知識を得るために適した本である。

ラザルス，R. S. 林 峻一郎（編訳）（1990）．ストレスとコーピング——ラザルス理論への招待——　星和書店

　1988 年に日本で行われたラザルスの講演とコメントを本にしたものである。講演であるため，聴衆に語りかける口調で書かれており，読みやすい本である。ラザルスの理論を直接理解するためには，大変役立つであろう。

第 II 部

保健活動が行われる現場における支援

3

さまざまな保健活動と心理支援

保健とは，「健康を保つこと」と辞書では定義されている。それでは，その「健康」とは何なのか，そのことについては本書まえがきで述べているが，その定義は難しく，時代，状況，そして個人においても変化するものであることを思い出してほしい。

このような，健康を保つための活動は，時代の要請に従い，「身体」を中心とした保健活動から「身体と心」を対象とした保健活動へと変わってきている。

本章では，この中でも地域，産業における保健を中心に取り上げる。また，保健活動はそれぞれの該当する法律に基づいて行われていることを理解することも重要である。

3.1　保健活動の領域

　保健活動は，地域保健，産業保健，学校保健を含み，それぞれの活動は法律に基づく施策のもとに実施されているが，その活動は独立して行われているのではなく，相互に連携して行われていることも多い。

　地域保健は，保健所，保健センターが中心となって活動が行われており，母子保健，成人保健，老人保健が含まれている。保健所と保健センターの具体的な違いとしては，保健所は広域的・専門的な保健サービスを行い，保健センターは，住民に身近な保健サービスを実施するという点がある。また，保健サービスの対象の違いから，保健所の運営は都道府県などが多く，保健センターは市区町村によって行われている。

　産業保健は，労働基準法，労働安全法に基づく施策のもとに活動が行われており，都道府県の労働局や地域の労働基準監督署などが活動の中心となっている。

　学校保健は，学校教育法，学校保健法などにより，各学校長の責任のもとに実施されている。

3.2　疾病予防と健康づくり

3.2.1　疾病予防の3段階

　保健活動の中でも，疾病予防は重要な活動である。ここでは主に感染症以外の疾病を取り上げる。疾病の予防は，次の3段階から考えられる。

1. 第1段階（一次予防）

①健康増進（health promotion）……運動・栄養への介入や喫煙・飲酒対策，ストレス低減等，個人の生活スタイルの改善。

②健康保護（health protection）……職場の安全や健康，環境保健など環境における危険因子の削減。

③疾病予防（disease prevention）……母子保健や感染症，生活習慣病などの疾患を予防。

　これらは疾病予防の要因として重要だが，相互に関連しており，実際には明確に分けて考えることは難しい。

2. 第2段階（二次予防）

　集団検診や特定健診を用いた病気の早期発見，早期治療の実施。

①**疾病発見**（case finding）……多数の対象者から少数の検診結果の異常を発見するため，効率や精度の管理が重要となる。

②**リスク発見**（risk finding）……発見した対象のリスクを低減しなければならないため，対象者のその後の追跡，管理が重要となる。

3. 第3段階（三次予防）

　リハビリテーション等で機能障害の防止や疾患の増悪を防ぐことが含まれており，社会的不利の予防を目指す。

3.2.2　疾病予防のアプローチ

　健康障害を起こす危険因子をもつ集団のうち，より高い危険度を有する者に対して，その危険を削減することによって疾病を予防する方法を**高リスクアプローチ**（high risk approach）とよぶ。また，その集団に含まれる個人の危険度に関わらず，集団全体の危険因子を下げる方法を**集団アプローチ**（population approach）とよぶ[1]。

　高リスクアプローチは，すでに疾患を発症している集団に対して悪化の予防，再発の予防などを目的として実施を行うアプローチである。集団アプローチは，肥満になっていたり喫煙習慣があったりしてもまだ特定の疾患を発症していない集団に対して，生活習慣の改善や禁煙プログラムへの参加などを促し，将来における糖尿病，高血圧，がんなどの発症率の低下を目指すものである。

　高リスクアプローチは，方法論も明確で対象もはっきりしている。また，その効果を測定することが可能である。しかし，すでに疾患を発症している者が対象であるため対象が限定される。すなわち，近い将来発症する可能性をもつような集団は対象とならない。このようなことから，集団全体に対しての予防

---

[1] 高リスクアプローチはハイリスクアプローチ，集団アプローチはポピュレーションアプローチと記されることもある。

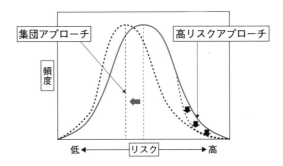

図 3.1 **高リスクアプローチと集団アプローチ** (厚生労働省, 2000)

効果を考えると集団アプローチが必要である。しかし，一般に集団アプローチ
は社会全体への働きかけを必要とし，また効果も定量化しにくいことが多い。
社会全体における保健活動を考える際には，高リスクアプローチと集団アプロ
ーチを適切に組み合わせて，対策を進めることが必要である（**図 3.1**）。

3.2.3　国民健康づくり対策

　第 3 次国民健康づくり対策として，わが国では 2000（平成 12）年より「21
世紀における国民健康づくり運動（健康日本 21）」が開始された。さらに，
2013（平成 25）年度より開始された**健康日本 21（第二次）**では，栄養・運
動・休養等について以下で述べるような具体的な方針が示されている（**表 3.1**
に具体的な目標を示す）。

1. 栄養・食生活

　生活習慣病の予防のほか，社会生活機能の維持および向上ならびに生活の質
の向上の観点から重要である。次世代の健康や高齢者の健康に関する目標を含
め，ライフステージの重点課題となる適正体重の維持や適切な食事等に関する
ものに加え，社会環境の整備を促すため，食品中の食塩含有量等の低減，特定
給食施設（病院，学校，福祉施設など，特定かつ多数の者に対して継続的に食
事を供給する施設）での栄養・食事管理について目標を設定する。

2. 身体活動・運動

　生活習慣病の予防のほか，社会生活機能の維持，向上ならびに生活の質の向

表 3.1　**食生活，運動，休養，飲酒，喫煙及び歯・口腔の健康に関する生活習慣及び
社会環境の改善に関する目標の具体的内容**（厚生労働省，2013）

目標項目
栄養・食生活　①適正体重を維持している者の増加（肥満，やせの減少） ②適切な量と質の食事をとる者の増加 　　ア　主食・主菜・副菜を組み合わせた食事が 1 日 2 回以上の日が 　　　　ほぼ毎日の者の割合 　　イ　食塩摂取量の減少 　　ウ　野菜と果物の摂取量の増加 ③共食の増加（食事を 1 人で食べる子どもの割合の減少） ④食品中の食塩や脂肪の低減に取り組む食品企業及び飲食店の登録の 　増加 ⑤利用者に応じた食事の計画，調理及び栄養の評価，改善を実施して 　いる特定給食施設の割合の増加
身体活動・運動　①日常生活における歩数の増加 ②運動習慣者の割合の増加 ③住民が運動しやすいまちづくり・環境整備に取り組む自治体数の増 　加
休養　①睡眠による休養を十分とれていない者の減少 ②週労働時間 60 時間以上の雇用者の割合の減少
飲酒　①生活習慣病のリスクを高める量を飲酒している者（1 日当たりの純 　アルコールの摂取量が男性 40 g 以上，女性 20 g 以上の者）の割 　合の減少 ②未成年者の飲酒をなくす ③妊娠中の飲酒をなくす
喫煙　①成人の喫煙率の減少（喫煙をやめたい人がやめる） ②未成年者の喫煙をなくす ③妊娠中の喫煙をなくす ④受動喫煙（家庭・職場・飲食店・行政機関・医療機関）の機会を有 　する者の割合の減少
歯・口腔の健康　①口腔機能の維持・向上 ②歯の喪失防止 ③歯周病を有する者の割合の減少 ④乳幼児・学齢期のう蝕のない者の増加 ⑤過去 1 年間に歯科検診を受診した者の割合の増加

上の観点から重要である。次世代の健康や高齢者の健康に関する目標を含め，
運動習慣の定着や身体活動量の増加に関する目標とともに，身体活動や運動に
取り組みやすい環境整備について目標を設定する。

3.　休　　養

生活の質に関する重要な要素であり、日常的に質量ともに十分な睡眠をとり、余暇等で身体や心を養うことは、心身の健康の観点から重要である。十分な睡眠による休養の確保および週労働時間 60 時間以上の雇用者の割合の減少について目標を設定する。

4. 飲　　酒

生活習慣病をはじめとするさまざまな身体疾患やうつ病等の健康障害のリスク要因となり得るのみならず、未成年者の飲酒や飲酒運転事故等の社会的な問題の要因となり得る。生活習慣病の発症リスクを高める量を飲酒している者の減少、未成年者および妊娠中の者の飲酒の防止について目標を設定する。

5. 喫　　煙

がん、循環器疾患、糖尿病、**慢性閉塞性肺疾患**（Chronic Obstructive Pulmonary Disease; COPD）といった**非感染性疾患**（Non-Communicable Diseases; NCDs：コラム 3.1 参照）の予防可能な最大の危険因子であるほか、低出生体重児の増加の一つの要因であり、受動喫煙もさまざまな疾病の原因となるため、喫煙による健康被害を回避することが重要である。成人の喫煙、未成年者の喫煙、妊娠中の喫煙及び受動喫煙の割合の低下について目標を設定する。

6. 歯・口腔の健康

歯・口腔の健康は摂食と構音を良好に保つために重要であり、生活の質の向上にも大きく寄与する。健全な口腔機能を生涯にわたり維持することができるよう、疾病予防の観点から、歯周病予防、う蝕（虫歯）予防および歯の喪失防止に加え、口腔機能の維持および向上等について目標を設定する。

以上のような国が定めた目標に基づいて、保健所を中心とした保健活動の実践が行われている。このような保健活動の実施においても、従来から心理学の知識や技術は適用されているが、公認心理師の活躍によりさらなる充実が期待される。

健康日本 21（第二次）最終報告は、2022（令和 4）年に出された。表 3.2 に第 1 次からの 20 年間の評価のまとめを示した。これらは、2024（令和 6）年度以降の次期国民健康づくり運動プランに向けた議論に反映させるとされている。

表 3.2　**健康日本 21 の 20 年間の評価のまとめ**（厚生労働省，2022a）

- 健康日本 21 の開始，健康増進法施行などにより基本的な法制度の整備・枠組みの構築が進み，健康づくりに対する機運の醸成などに貢献。
- 健康日本 21（第一次）では，「一次予防の重視」等を基本方針とし，健康日本 21（第二次）では，「健康寿命の延伸と健康格差の縮小」を最終的な目標とし，国民の健康づくりを推進。
- 「持続可能な達成目標（SDGs）」においても「すべての人に健康と福祉を」が目標の 1つとされており，国際的にも健康づくりの重要性がより認識。
- 自治体においては，健康増進事業に加え，介護保険制度，医療保険制度，生活保護制度におけるなど各分野において健康づくりの取組を推進。加えて，自治体だけでなく，保険者，企業等による健康づくりの広まり。
- こうした各主体の取組を通じて，健康寿命は着実に延伸。
- 直近では，ICT の発展，データヘルス改革の進展，スマホ等の普及に伴い，健康づくり分野においても最新のテクノロジーを活用する動き。
- 「健康寿命延伸プラン」においては，「自然に健康になれる環境づくり」や「行動変容を促す仕掛け」など新たな手法も活用して健康寿命延伸に向けた取組を進めることとされている。
- 健康日本 21（第二次）においても健康格差の縮小が目標とされているが，新型コロナウイルス感染症を機に，格差が拡大しているとの指摘もある。

コラム 3.1　非感染性疾患

　わが国の平均寿命は世界トップクラスである。疾病を死因からみると，かつては感染性疾患が中心であったが，現在では**非感染性疾患**（Non-Communicable Diseases; NCDs）が中心となっており，NCDs およびそのリスク要因は，健康寿命の短縮に大きく関わっている。WHO の定義では，NCDs は，不適切な食事や運動不足，喫煙，過度の飲酒などの原因が共通していて，生活習慣の改善により予防可能な疾患をまとめて「非感染性疾患（NCDs）」として位置づけている。狭義では，がん・糖尿病・循環器疾患・呼吸器疾患が含まれている。

　2013 年 5 月に，世界保健機関（WHO）によって国際的な NCDs の目標と指標を含む枠組みである「NCDs の予防と管理に関するグローバル戦略の 2013 年〜2020 年行動計画」が策定された。2013 年〜2020 年行動計画は，4 つの NCDs（循環器疾患・がん・糖尿病・慢性呼吸器疾患）および 4 つの行動リスク要因（タバコ・不健康な食生活・運動不足・過度の飲酒）を取り上げている。WHO は「NCDs の予防と管理」の重要性を強調するために，2013 年〜2020 年行動計画は，「25 by 25」目標（2025 年までに NCDs による 30 歳から 70 歳までの死亡率を 25%削減すること）を設定した。

コラム 3.2　　**生活習慣病のリスクを高める飲酒量**

　「健康日本 21」では，「生活習慣病のリスクを高める飲酒量」を，1 日あたりの純アルコール摂取量が男性で 40 g 以上，女性で 20 g 以上としている。一般に女性は男性に比べてアルコール分解速度が遅く，体重あたりで同じ量だけ飲酒したとしても，臓器障害を起こしやすい。そのため，女性は男性の 2 分の 1 から 3 分の 2 程度のアルコール摂取量が生活習慣病のリスクを考える上で適当と考えられている。

　純アルコール量は，次のような式で計算される。

　　　お酒の量（ml）×アルコール度数 /100×0.8（アルコールの比重）
　　　＝純アルコール量（g）

　　例：アルコール度数 5%のビールロング缶 1 本（500 ml）に含まれる純アルコール量

　　500 ml×5/100（＝5%）×0.8＝20 g

これは日本酒で 180 ml，ワインでは 200 ml 程度となる。

　日本人（モンゴロイド）の約 40%は，アルコールの分解を行う ALDH2 型活性が弱いため体質的にお酒にあまり強くなく，約 4%の人はまったく働かないためお酒を飲めないという。このことから，お酒に強い人は全体の 56%程度，半分強であることがわかる。そのため，お酒を無理に飲んだり，飲みたくない人に無理強いしたりするのは危険なことといえる。また，お酒に強い人はお酒を飲んでも体調への影響が少ないため適量以上の飲酒をしやすくなり，アルコール依存症になるリスクをもつことになる。

3.3　労働生活と職場のストレス

　ここまで述べてきた保健活動は，実施の拠点が各地方公共団体によって設置されている保健所であった。次に主に厚生労働省の所管する労働生活に関する産業場面の保健活動について，特に職業性ストレスモデルの観点から考えることにする。

3.3.1　職業性ストレスモデル

　職場における生活時間は，日常生活の中で大きな割合を占めている。職場のメンタルヘルスの重要性が認知されるとともに，職業性ストレスへの関心が高まり，そこでは職業性ストレスのモデルが示されてきた。基本的に，精神的健康の阻害要因である職場ストレッサーとストレス反応との因果関係が，修飾要因とともに検討されている。

　代表的なモデルとして，**仕事の要求度—コントロールモデル**（Karasek, 1979），**仕事の要求度—コントロール—サポートモデル**（Johnson & Hall, 1988），**NIOSH 職業性ストレスモデル**（Hurrell & McLaney, 1988），**努力—報酬不均衡モデル**（Siegrist, 1996）などがある。

　カラセック（Karasek, 1979）の仕事の要求度—コントロールモデルでは，従来から取り上げられてきた仕事の要求度という概念は，管理職者の心理的緊張を予測するには必ずしも十分ではないとし，仕事の要求度は主に仕事の量的負荷（多忙さや時間的切迫感）と関連があるとした。また，これはコントロールという概念は「仕事上の裁量権や自由度」であるとする，「仕事の要求度」と「仕事のコントロール」の2要因から構成されるモデルである。そのため，仕事の要求度が高いにもかかわらず十分な「仕事上の裁量権や自由度」が与えられていない場合，心身のストレス反応のリスクが高いとされる。さらに，「仕事の要求度—コントロールモデル」にソーシャル・サポートを加えた3要因の仕事の要求度—コントロール—サポートモデルも提唱されている（Johnson & Hall, 1988）。

　以上のように，職業性ストレスモデルでは「仕事の要求度」「コントロール」「ソーシャル・サポート」の3要因が取り上げられることが多い。

　アメリカ労働安全衛生研究所（National Institute for Occupational Safety and Health; NIOSH）が職業性ストレス尺度開発のために提唱した職業性ストレスモデル（Hurrell & McLaney, 1988）は，その後の職業性ストレス研究に大きな影響を与えた。このモデルは職場環境に関連した職業性ストレスと健康に関する包括的モデルである。これは，急性のストレス反応や疾病に至るプロセスに，職場関連のストレスに加えて，個人要因，仕事外の要因，またストレス緩和要

因として職場の同僚や上司，家族などからのソーシャル・サポートを加えたモデルである。

　行動経済学とストレス理論との観点から，シーグリスト（Siegrist, 1996）は努力―報酬不均衡モデルを提唱した。このモデルは，仕事の遂行のために費される努力の程度に対して，その結果として得られる報酬が不足している場合に，より大きなストレス反応が発生する危険性が高いというモデルである。努力は仕事上の要求に対する個人の反応と考えられ，外在的努力と内在的努力に分けられる。外在的努力は仕事上の外的な要求（仕事の要求度，責任，義務など）への対処を，内在的努力は自分自身の期待や要求水準を満たすことへの対処をそれぞれ意味している。報酬には，経済的な報酬，心理的報酬，キャリアの3要因が想定されている。

3.3.2　労働環境と職場のストレス

　現代の日本における働く人々の労働環境はどうなっているのだろうか。厚生労働省が2022（令和4）年に発表した「令和3年　労働安全衛生調査（実態調査）」によると，現在の仕事や職業生活に関することで，強い不安やストレスとなっていると感じる事柄がある労働者の割合は53.3％となっている。その内容（主なもの3つ以内）をみると，「仕事の量」が43.2％ともっとも多く，次いで「仕事の失敗，責任の発生等」が33.7％，「仕事の質」が33.6％となっている。このように，調査対象者の半数以上が，仕事や職業生活に対する強いストレスを感じていることがわかる。

　また，職場での喫煙に関する事項も調査された。職場で受動喫煙がある労働者の割合は，「ほとんど毎日ある」8.4％，「ときどきある」12.3％を合わせて20.7％となっている。このうち，職場の受動喫煙に関して，「不快に感じること，体調が悪くなることがある」とする労働者の割合は41.1％となっている，と報告されている。

3.4 職場におけるメンタルヘルス

3.4.1 労働安全衛生法

　労働安全衛生調査は，労働安全衛生法を基に実施されている。**労働安全衛生法**は，労働基準法と相まって，労働災害の防止のための危害防止基準の確立，責任体制の明確化及び自主的活動の促進の措置を講ずる等その防止に関する総合的計画的な対策を推進することにより職場における労働者の安全と健康を確保するとともに，快適な職場環境の形成を促進することを目的とする法律である。国によって行われている職場におけるメンタルヘルス政策を知る上でも，労働安全衛生法の理解は重要である。

3.4.2 メンタルヘルス政策とストレスチェック制度

1. ストレスチェック制度の基本的な考え方

　国のメンタルヘルス政策の一つとして，**ストレスチェック制度**がある。厚生労働省は「心理的な負担の程度を把握するための検査及び面接指導の実施並びに面接指導結果に基づき事業者が講ずべき措置に関する指針」においてストレスチェック制度についてホームページで示している（平成27年4月15日）。

　事業場における事業者による労働者のメンタルヘルスケアは，①労働者自身のストレスへの気づきおよび対処の支援ならびに職場環境の改善を通じて，メンタルヘルス不調となることを未然に防止する「一次予防」，②メンタルヘルス不調を早期に発見し適切な対応を行う「二次予防」，③メンタルヘルス不調となった労働者の職場復帰を支援する「三次予防」に分けられる。

　ストレスチェック制度は，これらの取組みのうち，特にメンタルヘルス不調の未然防止の段階である一次予防を強化するため，定期的に労働者のストレスの状況について検査を行うものである。その結果を本人に直接通知して自らのストレスの状況について気づきを促し，自分自身のストレスを低減させる。また，検査結果を集団ごとに集計・分析し，職場におけるストレス要因を評価し，職場環境の改善につなげることで，ストレスの要因そのものを低減するよう努めることを事業者に求めている。さらにその中で，ストレスの高い者を早期に

発見し，医師による面接指導につなげることで，労働者のメンタルヘルス不調を未然に防止することを目的としている。

　事業者は，メンタルヘルス指針に基づき各事業場の実態に即して実施される二次予防および三次予防も含めた労働者のメンタルヘルスケアの総合的な取組みの中に本制度を位置づけ，メンタルヘルスケアに関する取組み方針の決定，計画の作成，計画に基づく取組みの実施，取組み結果の評価および評価結果に基づく改善の一連の取組みを継続的かつ計画的に進めることが望ましい。

　事業者はまた，ストレスチェック制度がメンタルヘルス不調の未然防止だけでなく，従業員のストレス状況の改善及び働きやすい職場の実現を通じて生産性の向上にもつながるものであることに留意し，事業経営の一環として，積極的に本制度の活用を進めていくことが望ましい，とされている。

　以上のように，集団分析と職場環境改善は制度の中では努力義務となっているが，ストレスチェックの目的を遂行するためには重要な位置づけにあるといえる。しかしながら，集団分析は重要であるものの，集団規模が 10 人未満の場合は個人を特定されるおそれがあるため，全員の同意がない限り，集団の集計を行うことはできない。

　なお，**図 3.2** はストレスチェック制度の実施手順を示したものである。

2. 職業性ストレス簡易調査票

　職業性ストレス簡易調査票（下光，1998）は，ストレスチェックとして用いられることが多い検査である。この調査票は，職場で比較的簡便に使用できる自己記入式のストレス調査票で，ストレス反応だけでなく，ストレッサーやサポート，満足度を含んでいる。心理的反応では，ネガティブな反応ばかりでなく，ポジティブな反応も評価する。職種は問わない。57 項目からなり，4 件法で回答時間は 10 分程度である。同様の検査としては，新職業性ストレス簡易調査票（川上，2012）などがある。

3. ストレスチェックの実施者としての公認心理師

　ストレスチェック制度は，ストレスチェックの実施を企画し，評価を行う実施者と，事業者に指名され実施者の指示によりストレスチェックの実施事務に携わる実施事務従事者によって遂行される制度である。法律上は，ストレスチ

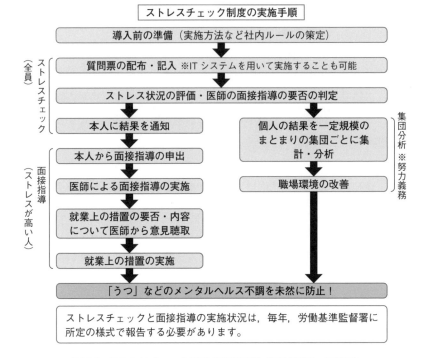

図3.2　**ストレスチェック制度の実施手順**（厚生労働省，2015）

ェックの実施者になることが認められているのは，医師，保健師，一定の研修
を修了した看護師あるいは精神保健福祉士であったが，2018年8月の労働安
全衛生規則の一部改正により，必要な研修を修了した「歯科医師」と「公認心
理師」が加えられた。これは，公認心理師の役割を非常に大きなものにしてい
る。

　ストレスチェック制度があるから実施する，あるいは義務的にストレスチェ
ックを受検するのではなく，実施する事業者や受検する労働者自身が本制度の
意味を十分に理解した上で受検することは，本制度の目的を達成する上からも
重要である。

　なお，厚生労働省はeラーニングで学ぶことのできる「15分でわかる法に基
づくストレスチェック制度」を公開している。ストレスチェック制度の理解を

深めるために役立つであろう。

4. メンタルケアの指針における4つのケア

　厚生労働省（2012）は，「労働者の心の健康の保持増進のための指針」を定めて，職場におけるメンタルヘルス対策を推進している。ここではメンタルヘルス対策を効果的に進めるために必要なケアを，「セルフケア」「ラインによるケア」「事業場内産業保健スタッフ等によるケア」，そして「事業場外資源によるケア」の4つの種類に分け，この4つのケアが継続的かつ計画的に行われることが重要だとしている。以下に，4つのケアの概略を述べる。

(1) セルフケア

　労働者が自分自身で行うことができるケアを指し，自らのストレスに気づき，予防，対処する。労働者自身が心の健康について正しい知識をもつことが大切であり，事業者は労働者に対してセルフケアの研修や情報提供などを行う。管理監督者自身のセルフケアも重要である。

(2) ラインによるケア

　日常的に労働者に接する職場の管理監督者が行う部下に対するケアを指し，日頃の職場環境や労働者の業務状況などの把握と改善，部下の相談対応，職場復帰における支援などを行う。

(3) 事業場内産業保健スタッフ等によるケア

　事業場の産業医，保健師や人事労務管理スタッフ等の産業保健スタッフが行うケアを指し，セルフケアおよびラインによるケアが効果的に実施されるように労働者および管理監督者に対する支援を行う。また，具体的なメンタルヘルス対策の企画立案なども実施する。

(4) 事業場外資源によるケア

　事業場の外部の専門的な機関や専門家を活用して，その支援を受けることを指す。全国48カ所にある産業保健総合支援センターや従業員支援プログラム（Employee Assistance Program; EAP）などによる支援がある。

　従業員支援プログラムは，企業や団体の従業員を対象としたカウンセリングサービスとして1960年代にアメリカで発展し，日本でも1980年代の終わり頃から次第に浸透してきた。近年では4つのケアのうちの事業場外資源によるケ

アとして，このサービスを導入する企業が増えている。

　以上のような4つのケアが示されているが，ストレスチェック制度では，ストレスチェック結果を適切に用いたストレスのセルフケアの実施を重視している。厚生労働省「こころの耳：働く人のメンタルヘルス・ポータルサイト」ではeラーニングでセルフケアが理解できるサイトも準備されている。

5. 職場環境の改善

　ストレスチェックは，検査を実施することだけが目的ではなく，労働者のメンタルヘルスに寄与するための職場の継続的な取組みである。働く人々が自分自身の状態を適切に把握すること，また職場においては必要な改善を進めていくことが大切である。このためには，Plan（計画）—Do（実行）—Check（評価）—Act（改善）のPDCAサイクルで進めるとよいとされている。

　職場環境改善のためのPDCAサイクルには，Planとしてストレスチェックおよび集団分析と職場環境改善についての実施計画のデザイン，Doとして①ストレスチェック，②集団分析，③職場報告（事業者・幹部向け），④職場報告（個別職場向け），⑤職場環境改善の実施，Checkとして参加者の意見等による実施計画やプロセス評価，各指標の変化の検討，Actとして，次年度以降の実施手順，実施方法の見直し等が含まれている。

　詳細については「ストレスチェック制度を利用したいきいき職場づくりのための職場環境改善スタートのための手引き」（川上，2017）に示されている。

●練習問題

1. 高（ハイ）リスクアプローチと集団（ポピュレーション）アプローチの特徴を比較して述べてください。
2. 代表的な職業性ストレスモデルについて，それぞれの相違を調べてください。
3. 職場の労働環境改善とメンタルヘルスチェックの関係性について述べてください。

●参考図書

医療情報科学研究所（2022）．公衆衛生が見える 2022-2023　メディックメディア
　本章で扱った内容は，公衆衛生として扱われる部分が多く含まれている。公衆衛

生は，医師，歯科医師，看護師，理学療法士などのさまざまな医療職で必要な学習分野であり，それは公認心理師においても同様である。公認心理師の仕事には，本章で扱わなかった公衆衛生の知識が必要な場合もある。本書は，日常の学習から国家資格試験まで対応しており，多くの資料が掲載されているため，公衆衛生の理解を深める際に有用であろう。

　なお，本章で紹介した資料の多くは，厚生労働省が発表したものである。これらの資料の内容は，法制度や社会の変化を反映して更新されていくものなので，古いままでは，現状との齟齬が生じる場合がある。そのため，本章で取り扱った内容については，学習をする都度，最新の資料を確認する必要がある。

4

自殺予防活動

　日本では自殺で亡くなる人が年間 2 万人を超えており，世界各国と比較しても自殺率が高い国として知られている。日本は先進国といわれることもありながら，自殺大国と称されることもある。現在も国を挙げて自殺予防活動に取り組んでいるが，まだまだ道半ばである。命や死生観について話し合われることも少なく，自殺について正しい知識を得る機会すら乏しいのが日本の現状であろう。そこで本章では，自殺と自殺予防活動についての知識やデータ，知見を紹介する。本章を読んで，自殺について正しい知識のもとに話し合いができるようになる一助となれば幸いである。

4.1　自殺について

　自殺について勉強する，話し合うということは，「パンドラの箱を開ける」ようなイメージで敬遠されてきたきらいがある。しかしながら，誰にでも湧き起こる可能性がある「死にたい」という気持ちから目をそらしたところで，その「大切な気持ち」はなくならない（ネガティブなものであってもポジティブなものであっても，気持ちの大切さは変わらない）。むしろ，正しい知識や見識がないために，死にたいという気持ちは悪いこと，人に言ってはいけないことだと思い，助けを求められなくなっている人や，死にたいという人の話を聴けなくなっている人がいるのが現状であろう。ここでは，自殺とは何か，日本における自殺の現状はどのようなものかといった，自殺の特徴や知っておきたい知識などについて理解を深めていくこととする。

4.1.1　自殺と自傷行為の定義

1.　自殺とは何か

　辞書的には，自殺（suicide）とは自らを死に至らしめる行為のこと，といえそうである。しかしながら，実は心理学の領域で必ずしも統一された定義があるわけではない。今日本では，自殺対策基本法という法律のもとに自殺予防活動が推進されているが，その法律内でも自殺の定義はされていない。自殺という複雑で個別的な事象を単純化した言葉に落とし込めようとすると，こぼれ落ちる事例・現象が出てきてしまったり，実際に自殺に関わる人々の感覚からずれてしまったりするからであろう。自殺は，単純な言葉では定義できない事象なのだということを知っておくとよい。

2.　自殺と自死

　自死は自殺と同義ではあるが，どこに違いがあるのだろうか。自殺という言葉は「殺」という字を使用しており，この文字の意味するところから苛烈な印象や暴力的な印象をもつ人も多いだろう。また，自殺について正しい知識を得る機会が限られている日本においては，自殺という事象そのものに対して偏見をもつ人もいるのが現状であろう。この自殺という言葉への印象や偏見等に配

慮した言葉として，自死がある。しかしながら，自らを死に至らしめるその行為は「自死」ではなく「自殺」という表現のほうが適当だと感じる人もおり，自殺という言葉を自死に言い換えればよいと単純に考えることはできない。NPO 法人全国自死遺族総合支援センター（2013）は，自殺・自死という言葉については丁寧に使い分けることが重要との見解を示し，原則としてその行為を指す場合は「自殺」，遺族・遺児に関する表現は「自死」を使うことを提案している。クライエントを直接支援する際には，この原則にただ従うのではまったく不十分であり，クライエントと今ここでの関係の中でどちらの言葉が選ばれるのか，それともこの 2 つ以外の言葉が選ばれるのか，まさに丁寧な使い分け（が自然となされるような配慮・態度）が**心理支援**（psychological support）的な意味をもつのである。

3. 自傷行為とは何か

　自殺に関連する行動の一つとして，**自傷行為**（self-injured behavior; self-destructive behavior; deliberate self-harm）がある。自傷行為とは自分を傷つける行為であり，頭や拳を壁に打ちつけたり，刃物で自分の身体を傷つけたり（手首を刃物で傷つける行為は**リストカット**といわれる）といった例が挙げられる。自傷行為と**自殺未遂**の区別は，その行為の行われる目的に求めることができ，自傷行為は自殺するために行われる行動ではないことを理解しておきたい。不快な感情が起こった際に自傷行為を行うと，その感情がすっきりしたり，心が晴れたような気持ちになったりすることがあり，それによって何とか今を生き延びようとする意味が含まれていることが多い。この区別は心理支援を行う上でも重要な点となり，その行動を丁寧に理解することが大切である。ただし，自傷行為と自殺未遂は区別可能な事象であると説明したが，自傷行為を行う人は自殺をしない，という意味ではないことに注意してほしい。自傷行為の経験がある人は，その経験がない人と比べて，その後自殺によって亡くなるリスクがはるかに高い（高橋，2009）ことがわかっており，そのことを忘れるべきではない。自傷行為を続けていると不快感情がすっきりする効果が減じていくこともわかっており，自傷行為を行う者への心理的支援は大変意義深いといえる。

4.1.2 自殺の統計

　厚生労働省（2022）が作成した『令和4年版自殺対策白書』によると，日本において2021年に自殺で亡くなった人の数は2万1,007名に上る（警察庁の自殺統計に基づく数値）。図4.1の自殺者数の年次推移をみると，1998（平成10）年にその数は急増し，10余年間毎年3万人以上が自殺で亡くなっていた状況が，2009（平成21）年以降はおよそ減少傾向であると読める。しかしながら，依然年間2万人以上が亡くなっている現状はまったく捨て置けない非常事態であり，世界的にみても日本は自殺率が高い国であるという事実は変わっていない。また，近年重要視されているのが若年層の自殺対策である。日本では10〜39歳の死因第1位が自殺であるという事実がある。他の先進主要国と比較しても日本における若年層の自殺率は高く，この世代の自殺対策が日本では急務となっている。そして，見過ごせないのはコロナ禍の影響である。再び図4.1をみると，近年減少傾向にあった自殺者数が，2020（令和2）年には11年ぶりに前年を上回ったことがわかる。さらに，コロナ禍以降，女性（図

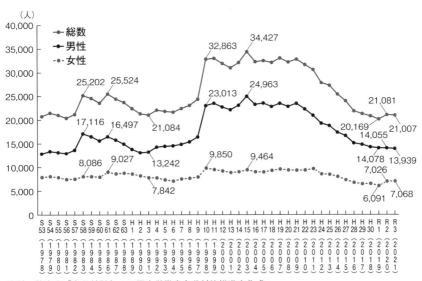

資料：警察庁「自殺統計」より厚生労働省自殺対策推進室作成

図4.1　自殺者数の推移（自殺統計）（厚生労働省，2022）

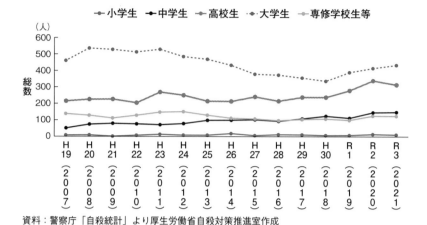

資料：警察庁「自殺統計」より厚生労働省自殺対策推進室作成

図4.2　**学生・生徒等の自殺者数の推移（総数）**（厚生労働省，2022）

4.1）と若年層（図4.2）の自殺者数は増加傾向となっていることから，コロナ禍による社会生活や家庭環境，経済状況の変化などが女性や若年層に与える影響についての分析とそれへの対応は喫緊の課題といえよう。

4.1.3　自殺の心理

　前項で説明したように，日本では多くの人が自殺によって亡くなっているのはおわかりいただけただろう。それでは，自殺に追い込まれる人の心理状態について想像することはできるだろうか。ここでは，高橋（2003，2006）で紹介されている，自殺に追い込まれる人がもつ共通の心理状態の中から3つを取り上げて説明する。

1. 両価性（ambivalence）

　これは，「生きたい。けれど生きるのもつらい」のような，両価的で複雑な気持ちを抱えているということである。「自殺をすることを決定した人はもう迷わないため，自殺は止められない」と思っている人もいるかもしれないが，そうではない。自殺で亡くなった人の多くは，意識的であれ無意識的であれ，最後まで「生きたい」気持ちと「死んで終わりにしたい」気持ちの間を揺れ動いていたと考えられる。

2. 衝動性 (impulsiveness)

自殺は衝動的な行為であるということを理解しておく必要がある。遺書を書く，自殺をする道具を購入する等，計画性を感じさせるような事象があったとしても，実際に自殺をする最後の行動は衝動的な情動によって実行される。そして，その自殺衝動は常に高まったまま存在し続けるわけではなく，他の衝動と同じように高低の波がある。この高波のときをいかにやり過ごすか，あるいは高波を消波する方法が考えられれば，それは自殺の実行を食い止める支援となり得るのである。

3. 心理的視野狭窄

自殺に追い込まれる人は，「自殺しか解決方法がない」としばしば確信している。客観的にみれば他の解決策も存在し得るのだが，心理的な視野狭窄が起こり，自殺以外の方法がみえなくなった状態に陥り，自殺が唯一の救済策だと信じてしまう。「自分のことは自分で自由に選択できるのだから，自殺を選択するのも自由だ」とする意見は，自殺の実情からずれていると考えられる。自殺で亡くなった人は数ある選択肢の中から自殺を選択したのではなく，自殺以外の選択肢が目に入らない状態に追い込まれていた，とみるべきであろう。

4.1.4 自殺のプロセス

周囲からみると突発的に起こったように思える自殺も，そこに至るまでのプロセスが存在する。東京都福祉保健局（2015）が発行した「東京こころといのちのゲートキーパー手帳」を参考にして，自殺に至るまでに多くの人が経るプロセスを以下の1〜8に示す。このプロセスは一般的な例であって，各段階の存在やその期間等は個々のケースによってさまざまであることは，心に留めておく必要がある。その上で理解してほしいのは，自殺は何もないところから突如発生するものではなく，プロセスを経て自殺に向かうということ，そして，その途中で支援の手を差し伸べるチャンスがあるということである。

1. 問題の発生

まずは最初の問題が発生する段階である。この問題は非常に大きなショックを伴うような場合もあれば，最初は些細な問題と思われるような場合もあり得

る。この問題の発生が，即時的に自殺へと直結することはほとんどない。何か
の問題が起こった直後に自殺が起こることもあるが，それは自殺を実行するき
っかけとなった問題であって，ここでいう「最初の問題」はそれよりももっと
前に生じていた可能性が高い。

2. 問題の連鎖・複合化

　最初の問題が続く中で，その問題がさらに難しくなったり，他の問題と連鎖
を起こしたり，違う文脈から他の問題が発生したりして，事態が複雑化，深刻
化していく段階である。問題が発生してからこの段階までの間に，自分なりの
対処方法を模索し試していることも多い。

3. う つ 状 態

　問題が複雑化，深刻化し，高いストレス状態にさらされることで，心や身体
はすり減っていく。その反応としてうつ状態（depression）が引き起こされる
のは当然のことといえる。しかし，うつ状態を放っておけば，睡眠の質や食欲
の低下，思考力や気力の減退等によってより問題に対処する力が失われ，心身
の状態はさらに悪くなっていくことが多い。この段階に至って，あるいはこの
段階に至る間に，うつ病（major depressive disorder）のような何かしらの精
神疾患を発症している人は多い。

4. 希死念慮・自殺念慮

　希死念慮とは，死にたい，消えたいなどと考えることであり，自殺念慮とは
死にたいという思いから自殺について考えることである。うつ状態にある人の
中の一定数は，この希死念慮，自殺念慮を抱くことが知られている。精神疾患
の診断に用いられる『DSM-5 精神疾患の診断・統計マニュアル』（DSM-5;
American Psychiatric Association, 2013 髙橋・大野監訳 2014）には，うつ病の
症状として希死念慮，自殺念慮が取り上げられており，自殺予防はうつ病予
防・支援と密接に関わり合っているといえる。

5. 自殺の計画

　死や自殺について考える段階を経て，次は自殺をするためにどうするか，と
いう計画の段階へと移行していく。インターネット等で自殺する方法や場所を
調べている場合もある。差し迫った段階であり，自殺を実行するリスクは大変

コラム 4.1　　暴力の連鎖と自殺

　2019（令和元）年，児童福祉法および児童虐待の防止等に関する法律（児童虐待防止法）の改正案が国会で可決された。このことによって，親が子どもに**体罰**を加えてはならないことが，法律によって明文化されることが決定した。**暴力**（violence）はその人の心身や人間への尊厳を痛めつけ，麻痺させる。そしていつの間にか暴力を受け入れ，気づけば自分が他者に暴力を振るうという，連鎖を起こす。

　たとえば，ある部活の中で「伝統の儀式」と称して先輩から後輩へ集団暴行をする行為が代々伝わっていたとする。1年生はその暴力を受けることで心身に大きな傷を負うが，その行為は伝統であって先輩や自分が悪いわけではないと考え，さらに「先輩になったら下級生にやって返す」ことで，自尊心（上下関係において上であれば尊ばれるという条件つきのものであるが）を何とかして保とうとする。

　また違う例を挙げよう。Aさんは子どもの頃父親に叩かれて育ったが，「しつけにおいて叩くことは必要な行為である」と考えることで，自分の中で誰も悪い人間を作り出さず，自分を安定させようとした。その結果，叩く行為が自分の中で正当化され，自分が親になったときにも子どもを叩いてしつけるようになった。

　以上の2つはかなり単純化された例ではあるが，この例からわかるように暴力は連鎖し，世代を越え，時に国境をも越えていく。**虐待**（abuse），**家庭内暴力**（DV; Domestic Violence），**ハラスメント**，**いじめ**，**体罰**，ネットによる**誹謗中傷**，**差別**，**戦争**，どれも暴力の現れた形である。そして，これらの暴力と深く関連する，自分に対する暴力の究極の一形態が自殺だといえる。連鎖した暴力が自分の内に向かって自殺を実行し，内からはじけた暴力は遺された人々へ自殺の影響として広がり，また暴力が連鎖する。近年，これまで暴力とはみなされてこなかったさまざまな暴力が，少しずつ「暴力である」と認められてきている。私たちはこのような暴力の連鎖に気づき，暴力を捨て，連鎖を断ち切る覚悟を問われているのではないだろうか。

高まっているといえる。

6. 自殺手段の確保

　自殺をする計画がある程度でき，必要な物品を用意するなどして準備を整える。自殺を実行する目前であり，非常に危険な状態といえる。

7. 自 殺 企 図

　自殺企図とは，実際に自殺を実行するということである。この段階において初めて周囲が，その人の死にたいほどのつらい気持ちに気づく場合もある。

8. 自殺既遂・自殺未遂

　自殺企図が起こり，その結果亡くなることを自殺既遂という。それに対し，

コラム 4.2　ゲートキーパーと養成研修

　ゲートキーパーとは「門番」という意味であり，「地域や職場，教育，その他様々な分野において，身近な人の自殺のサインに気づき，その人の話を受け止め，必要に応じて専門相談機関へつなぐなどの役割が期待される人」（東京都福祉保健局，2015）のことである。非専門家として一般社会の中にいるこのゲートキーパーを一人でも増やすことは，自殺予防活動としてとても重要といえよう。ゲートキーパー養成研修で必要なことは，自殺の正しい知識や心理状態・プロセス，死にたいと言われたときの心構えや対応，うつ病の正しい知識や治療方法，各種専門機関の具体的情報等を中心とした知識的学習と，話をきちんと聴き，自殺に関する基本的な聞きとりを行い，専門家へつなぐための技能訓練的な学習が挙げられる。ゲートキーパー養成研修を行うことは心理支援者に期待されている活動の一つでもあり，知っておくべき言葉である。ゲートキーパー養成研修用の資料や，ゲートキーパーのリーフレット等については，厚生労働省ホームページにおける自殺対策ページの「ゲートキーパーになろう！」（https://www.mhlw.go.jp/stf/seisakunitsuite/bunya/hukushi_kaigo/seikatsuhogo/gatekeeper.htm）や，東京都福祉保健局ホームページにおける「東京都こころといのちのほっとナビ～ここナビ～」の「身近な人の変化に気づいたら～ゲートキーパーについて～」（https://www.fukushihoken.metro.tokyo.lg.jp/kokonavi/gatekeeper.html）等に公開されているため，ぜひ参照してほしい。

自殺を試みた結果亡くならなかった場合を**自殺未遂**という。自殺既遂は，遺された周囲の人々に大きな影響を残していく。自殺未遂では，自殺を実行した影響を周囲に残しつつ，本人はまたこの自殺のプロセスの中に留まり続けることとなる。

4.2 自殺予防活動について

　前節では，自殺について概観し，自殺に対する予防活動の必要性や意義について説明した。自殺は予防不可能な事象ではないという理解を基に，本節では自殺予防活動とそれに関連する事柄を扱っていく。

4.2.1 自殺予防活動の基礎知識

1. 自殺予防活動とは何か

　自殺予防活動とは，生きることを支援する活動である。自殺対策基本法第2条では，「自殺対策は，生きることの包括的な支援として，全ての人がかけがえのない個人として尊重されるとともに，生きる力を基礎として生きがいや希望を持って暮らすことができるよう，その妨げとなる諸要因の解消に資するための支援とそれを支えかつ促進するための環境の整備充実が幅広くかつ適切に図られることを旨として，実施されなければならない」と，この法律の基本理念を謳っている。自殺予防活動は，文字だけを見れば確かに「自殺が起きないようにする活動」だと思われるだろうが，それだけでなく「よりよい生に向かうための支援」でもあるのである。

　一般的に疾病予防活動は，**一次予防**（primary prevention; 地域住民全員を対象とした健康増進活動等），**二次予防**（secondary prevention; 健康診断による疾病の早期発見と早期治療等），**三次予防**（tertiary prevention; 疾病に罹患した人の治療やリハビリテーション，再発防止的な活動等）に分類される。しかし，この一次，二次，三次予防という分類と概念は，自殺予防活動には合わない点がある（特に三次予防においては，自殺既遂の場合対象者が不在となる）。そのため，自殺予防活動は，**事前予防**（prevention; 健康な人も対象），**危機対**

応（intervention; crisis response; 自殺の危機が迫っている人を対象），**事後対応**（postvention; 自死が起こり遺された人々への対応等）という3つに分類されることが多い。

2. 自殺対策基本法と自殺総合対策大綱

　先述したように，日本の自殺率は世界と比較しても常に高い水準にあったが，1998（平成10）年に自殺率が急上昇し，国家的な自殺対策の必要性がさらに増していった。2006（平成18）年に**自殺対策基本法**が成立，施行され，翌2007（平成19）年には**自殺総合対策大綱**（自殺対策基本法に基づき政府が推進すべき自殺対策の指針）が閣議決定され，国を挙げての自殺予防活動の推進が本格化することとなった。2016（平成28）年には改正自殺対策基本法が施行され，2022（令和4）年に第4次自殺総合対策大綱が策定された。この大綱では，自殺の多くが追い詰められた末の死であること，自殺対策は生きることの包括的支援であること，自殺は社会全体が取り組むべき課題であり，誰も自殺に追い込まれることのない社会の実現を目指すこと等が明文化されている。

　第4次自殺総合対策大綱で示された自殺対策の重点施策は，①地域レベルの実践的な取組への支援を強化する，②国民一人ひとりの気づきと見守りを促す，③自殺総合対策の推進に資する調査研究等を推進する，④自殺対策に係る人材の確保，養成及び資質の向上を図る，⑤心の健康を支援する環境の整備と心の健康づくりを推進する，⑥適切な精神保健医療福祉サービスを受けられるようにする，⑦社会全体の自殺リスクを低下させる，⑧自殺未遂者の再度の自殺企図を防ぐ，⑨遺された人への支援を充実する，⑩民間団体との連携を強化する，⑪子ども・若者の自殺対策を更に推進する，⑫勤務問題による自殺対策を更に推進する，⑬女性の自殺対策を更に推進する，であった。このうち⑬は第4次自殺対策大綱で新たに拡充された施策であり，近年のコロナ禍における自殺統計や社会情勢を反映して追加された項目である。ちなみに，自殺総合対策大綱はおおむね5年を目途に見直されることになっている（次の第5次自殺総合対策大綱は2027（令和9）年頃に発表される見通しである）。

3. 自殺予防活動に関連する社会資源

　現在，日本ではさまざまな団体，人々が自殺予防活動に関与している。自殺

予防活動に直接的に関係している団体として，たとえば，地方自治体，**保健所，精神保健福祉センター**，社会福祉協議会，病院・クリニック，セルフヘルプ団体，家族会，職能団体，特定非営利活動法人（NPO），ボランティア団体等，多種多様な団体・人々が挙げられる。また，自殺は，仕事，生活費，借金，人間関係，法律問題，健康問題，家庭問題等，多岐にわたる問題が複雑に入り組み合って発生することが多く，各種専門機関の支援が必要となることも珍しくない。これら各種相談窓口の情報は，NPO法人自殺対策支援センターライフリンクが運営する，「生きる支援の総合検索サイト　いのちと暮らしの相談ナビ」（http://lifelink-db.org/）で検索ができる。この検索サイトでは，困っている内容や相談窓口の条件を選択して，条件に合った全国各地の相談窓口が検索できるようになっている。また，東京都の場合は，東京都福祉保健局が「東京都こころといのちのほっとナビ～ここナビ～」（https://www.fukushihoken.metro.tokyo.lg.jp/kokonavi/）という，東京都の自殺総合対策に関する情報を集約したホームページを作成しており，地域ごとの各種相談窓口や自殺対策の基礎知識が検索できるようになっている。

　自殺予防活動を行う際，先述のような自殺予防活動に関連する各種専門機関にその対応を任せておけばよいという考えは，間違いである。自殺予防には，専門家ではない一般の人々の協力が欠かせない。自殺を考えている人を支援するときに，その人の家族や友人，職場の上司・同僚，学校の教職員等から協力を得られることは，大変重要なことである。一番の関与者は生活環境を共にしている人たちであり，もっとも豊かな支援者になる可能性を秘めているのは，生活者である私たち一人ひとりなのだともいえる。

　なお，社会全体の自殺リスクに関与する機関として，マスメディアが挙げられる。自殺関連報道が自殺に与える影響として，**ウェルテル効果**（報道が自殺者を増加させる効果）や**パパゲーノ効果**（報道が自殺を抑止する効果）が知られている。つまり，マスメディアは自殺予防に関連する社会資源にも，自殺リスクを高める要因にもなり得るといえる。マスメディアにおいては自殺予防に資するような報道のあり方を模索し推進することが望まれ，かつ，私たちは自殺関連報道にこのような効果があることを知っておくことが大切であろう。

4.2.2　自殺の事前予防としての心理学的アプローチ

　自殺の事前予防に関連する心理学的な知識やアプローチは多く，それらは自殺予防活動として実際に役に立つ。たとえば，困っているときの SOS の出し方に関する教育（援助要請行動（help-seeking behavior）やストレスコーピング等の教育）や，精神疾患，うつ病，自殺，自傷に関する正しい知識教育，感情・情動のコントロールトレーニング，対人関係を円滑にするためのトレーニング（アサーショントレーニング等），支援者が困っている人の話をきちんと聴けるようになるためのトレーニング（傾聴（listening）トレーニングなど）等が挙げられる。一つひとつがそれだけで一冊の本になるような内容なので，ここでその詳細にふれることは避けるが，この分野に関する心理支援者への社会的な期待が高いことは理解しておくとよいだろう。

4.2.3　自殺の危機対応

1.「死にたい」と言われたら

　もし，「死にたい」と言われたら，あなたはどうするだろうか。ぜひこのまま読み進めるのではなく，今，考えてみてほしい。どんなことが思い浮かんだだろうか。

　死にたいと言われてまずすることは，「その人の死にたい気持ちをきちんと聴こう」という，こちらの心の準備を整えるということだろう。死にたいという気持ちをきちんと聴くには，及び腰ではままならない。**自殺の危機対応**を行うには，ある種の覚悟が必要である。他の誰かではなく自分に話をした，その意味を感じてもらえるとよいだろう。この段階で焦って解決策を提案したり，励ましたりするのはリスクが高く，死んではいけないと説得にかかることも NG である。「自分の話を聴いてくれない人や理解してくれない人」の話は，聴きたくないし，理解もし難いのは当然のことではないだろうか。十分に話を聴いた後は，自殺の危険性がどの程度差し迫っているかの確認と評価（アセスメント）をし，それに従って支援の方針を立てつつ，自殺以外の選択肢を提示していく。その際，「私はあなたの助けになりたい」ということを伝え，共に考える姿勢を示すことが大切である。

　アセスメントの結果，自殺の危険性が切迫していると判断された場合，第一に優先されるべきはその人の安全性の確保である。医療的判断としては，入院治療とするか外来治療とするかの判断が必要となる。もしも医療につながっていない人に自殺の危険性が迫っている場合は，医療機関へつなぐための丁寧かつ細やかな対応が必要になる。そして，医療機関と連携しながら，本人への支援方針を構築していく。自殺の危険性がありながらも入院ではなく外来治療が選択される場合の目安として，高橋（2009）は，①希死念慮はあるが具体的な自殺の計画はない，②外来治療で精神症状の回復が見込める，③不安焦燥感が比較的少ない，④家族が治療に協力的で責任を持つことに同意している，⑤本人が希死念慮を認めているが，外来治療に協力的である，の5つを挙げている。ただし，これはあくまで目安であることを忘れてはならず，個々のケースに寄り添い，よりよい支援はいかなるものかを考えていくことが肝要である。また，外来治療が選択された際の支援のポイントとしては，①自殺しそうになったら必ず連絡するとの約束を話題にする，②家族を**治療同盟**（therapeutic alliance）に組み入れる，③チームで対応する，④スーパービジョンやコンサルテーションを受ける等が挙げられる（高橋，2009）。自己理解を積極的に深めるような心理的アプローチは，自殺の危機が高まっている時期では避けるべきであり，その危機が過ぎ去ってある程度精神的に安定してから重要になってくる（高橋，2006）ことも，知っておくとよい。

　以上の危機対応にまつわる話は，**自殺未遂者**の支援にも共通する。自殺未遂者は未遂に終わったからといって自殺の危険性が過ぎ去るわけではなく，いまだ自殺が切迫している状況だと認識すべきであり，アセスメントと支援が欠かせない。自殺未遂者の中には，その行為後に何かすっきりしたような様子になる人もいるが，支援者はその人の問題が解消されたのだと誤解しないよう注意が必要である（自殺未遂によって問題が解決することはほとんどないだろう）。以上のことは，自殺未遂に終わったその手段の致死性（死に至る可能性）の高低に関係なく大切なことだということも覚えておこう。

2. 自殺のアセスメントと危険因子

　自殺のプロセス（4.1.4項参照）と**自殺の危険因子**を理解し，その危険性が

表 4.1　**自殺の危険因子** (高橋，2006)

1. **自殺企図歴**		自殺企図はもっとも重要な危険因子 自殺企図の状況，方法，意図，周囲からの反応などを検討
2. **精神障害の既往**		気分障害（うつ病），統合失調症，パーソナリティ障害，アルコール依存症，薬物乱用
3. **サポートの不足**		未婚，離婚，配偶者との死別，職場での孤立
4. **性別**		自殺既遂者：男＞女　　自殺未遂者：女＞男
5. **年齢**		年齢が高くなるとともに自殺率も上昇
6. **喪失体験**		経済的損失，地位の失墜，病気や怪我，業績不振，予想外の失敗
7. **性格**		未熟・依存的，衝動的，極端な完全主義，孤立・抑うつ的，反社会的
8. **他者の死の影響**		精神的に重要なつながりのあった人が突然不幸な形で死亡
9. **事故傾性**		事故を防ぐのに必要な措置を不注意にも取らない。慢性疾患への予防や医学的な助言を無視
10. **児童虐待**		小児期の心理的・身体的・性的虐待

高いか否かをアセスメントできることは，すべての心理支援者が備えるべき能力の一つだといえる。また，本人は「死にたい」と言葉にしてはいないが，自殺のリスクがあると心理支援者が判断したときには，「死にたいとお考えになることはありませんか」などと直接尋ね，自殺のアセスメントを行うことが求められる。表 4.1 は，高橋（2006）で示された自殺の危険因子である。これらが重なれば重なるほど，自殺の危険性は高いと考えられる。**自殺企図歴**は大変重要なポイントであり，以前行われた自殺企図がどのようなものであったかも有益な情報となる。また，自殺する人の多くが何らかの**精神疾患**が診断できる状態にあることが知られており（高橋，2003），特に気分障害（**うつ病**や**躁うつ病**等），**統合失調症**，**アルコール依存症**，パーソナリティ障害（特に**境界性パーソナリティ障害**と**反社会性パーソナリティ障害**）は自殺と密接に関連する（高橋，2006）。このような危険因子の存在や，今現在の本人の様子，本人の言葉あるいは周囲の人々の情報から把握される自殺のプロセスの位置等から総合的に理解し，現在の自殺の危険性をアセスメントしていく。自殺のプロセスについては，そのプロセスが自殺企図に迫っているほど，自殺が差し迫った状態であると考えられる。特に，自殺の計画があるかないか，その計画に具体性が

あるかないかは，自殺がどれほど切迫しているかを推し量るための有益な情報
となる。自殺のプロセスが進んでいれば，表 4.1 の危険因子の保有数に関係な
く，自殺の危機対応が必要となる。

4.2.4 自殺の事後対応

　自殺既遂が 1 件起こると最低でも平均 6 人がその自殺によって深刻な影響を
受けるといわれており，学校や職場で自殺既遂が起こると数百人の人々に影響
を及ぼすと考えられている（高橋，2003）。自殺によって遺された人々への支
援を「**自殺の事後対応**」というが，この活動は，自殺の事前予防，また自殺の
危機対応的な側面もはらんでいる。「**大切な人の自殺**」は自殺の危険因子とし
て知られているし，「**後追い自殺**」や「**群発自殺**」のような，他者の自殺が直
接的な誘因となって自殺企図が起こる場合もある。この事後対応はとても大切
な支援だといえるが，その重要性がまだ社会一般に浸透しているとはいえない。
むしろ，「なるべくそっとしておいて，それに関することは話させないほうが
いい」と考える人も少なからずいるのが現状であろう。自殺総合対策大綱の重
点施策として「遺された人への支援を充実する」ことが挙げられていることか
らもわかるように，事後対応の意義は強調されるべきである。

　自死遺族・自死遺児への支援は事後対応の中でも中心的な活動であり，学校
や会社で自殺が起こった場合の大きな集団への対応の参考となる。高橋
（2006）を参考にすると，事後対応のポイントは，①遺された人々が事後対応
を受け入れる準備が整っているかどうかを確認する（無理に事後対応を受けさ
せることはケアにならないだけでなく，むしろ大きなストレスとなる），②対
応する際の集団の大きさは，支援者が参加者の反応を把握できる程度に収める，
③自殺について事実を中立的な立場で伝える（下手に隠すと流言が起こる可能
性もある），④率直な感情を表現する機会を与える（表現したくない人は表現
しなくてもよいことを保障する），⑤遺された人々に起こり得る反応や症状を
説明する（うつ**病**や**外傷後ストレス障害**（PTSD; posttraumatic stress disor-
der）に関する知識を含む），⑥個別に専門的な相談を希望する場合には，その
機会を与える，⑦自殺に特に影響を受ける可能性のある人に対して積極的に働

きかける，である。また，2018（平成30）年に自殺総合対策推進センターが発表した「自死遺族等を支えるために〜総合的支援の手引」（https://www.mhlw.go.jp/content/000510925.pdf）には，自死遺族等の基礎的知識や自助グループ，行政上の手続き，法的問題への留意事項等，遺された人々が必要とするさまざまな情報が掲載されており，支援者の手元に置いておきたい一冊となっている。

コラム 4.3　若者への自殺予防活動——ICT の活用

　自殺総合対策大綱の重点施策として，「子ども・若者の自殺対策推進」が掲げられている。その若者支援の中で注目を集めているのが，ICT（Information and Communication Technology（情報通信技術：インターネットや SNS 等））を使用した相談システムである。電話や対面による相談事業利用者は若年層の割合が著しく低いのに対し，オンラインによるチャット機能やダイレクトメールを活用した相談事業利用者の多くは若年層であり，ICT は若者へのアプローチに適したツールだと考えられている。また，ICT 相談事業の広報におけるある方法についても注目が集まっている。自殺を考えている人への相談事業の広報は，CM，新聞，チラシ，ポスターなどの媒体によって，自殺を考えている人もそうでない人も区別なく広報するという方法がこれまでの中心であった。

　それに対して，インターネットを活用した広告では，支援を必要としている人にダイレクトにアプローチできる方法がある。インターネット検索エンジンの，検索キーワードや電波発信地域を限定した広告表示機能を使用することによって，「今，○○区にいる人で，インターネットで"死にたい"または"自殺"と検索した人」のような，リスクの高い人にのみ自殺支援のインターネット広告を表示させることができる。この広告をクリックするとオンラインによる相談の説明等が表示されるようになっており，希望すればそのまま相談が開始できる。電波発信地域の情報を使用して広告を出す地区を指定することができるため，小規模であったり，地方自治体としての活動であったりしても取り入れやすい。この手法が広まることで，ICT による相談活動もより盛んになっていくものと思われる。チャットやメールという ICT を活用した自殺予防活動は，ICT のみのやりとりで自殺の危機に対応できることは少なく，ICT を通して相手とつながり，状況を把握して，電話相談，対面相談といった支援につなげていくことが大切である。

●練習問題

1. 「死にたい」と話されたとき，あなたは何を大切に思い，どう対応するかを記述してください。
2. 自殺の危険性をアセスメントする際のポイントを記述してください。
3. 自殺予防の3分類について，詳しく説明してください。

●参考図書

高橋 祥友（2006）．新訂増補 自殺の危険——臨床的評価と危機介入—— 金剛出版

  本邦において，自殺や自殺の予防，支援等についてもっとも詳細に書かれている専門書の一つ。心理支援や精神保健に携わるものであれば手元に置いて必要なときに読み返したい本。

高橋 祥友（編著）（2009）．セラピストのための自殺予防ガイド 金剛出版

  心理支援職を目指す人は，現場に出る前に熟読すべき本。初学者にとって内容が難しいところはあろうが，自殺にまつわる支援について詳述されており，心理支援職として働く際にとても役に立つ。

松本 俊彦（監修）（2018）．自傷・自殺のことがわかる本——自分を傷つけない生き方のレッスン—— 講談社

  イラスト入りで，自傷，自殺についての知識や理解，対応等について紹介された一般書。大変わかりやすく，心理学を志す人間でなくても読み進めることができる。

文部科学省（2009）．教師が知っておきたい子どもの自殺予防 文部科学省ホームページ（https://www.mext.go.jp/b_menu/shingi/chousa/shotou/046/gaiyou/1259186.htm）

  インターネット上で公開されている，学校で行われる自殺予防活動の具体的・網羅的なマニュアル。医療現場での自殺予防対策の話ではないが，心理学の初学者であってもわかりやすく記述されているため，自殺予防活動に対する理解が具体的に進むだろう。

第III部

医療活動が行われる場面における支援

5

医療場面における
法律・制度・倫理

　心理臨床活動が行われる施設・機関はさまざまな法律で規定され
ている。その中でも病院等の医療施設や保健機関がどのように設置
され，どのような法制度によって運営あるいは経営が行われている
のかについて知ることは，医療分野で働く上で必要不可欠である。
さらに医療場面では国家資格をもつ専門職種が数多く活躍してお
り，それぞれ法律によってその業務が規定されている。医療現場に
携わるには，医療領域の法律や医療制度，そして倫理について知っ
ておかなければならない。それはクライエントを守り，関係者を守
り，そして医療に携わる公認心理師を守ることにもつながる。本章
では，理解しておくべき必要最低限の法律制度と倫理について説明
する。

5.1 医 療 法

どのような仕事においてもその業界において守らなければならないルールが
あり，そのルールの多くは法律で定められている。医療は特に公益性が高いこ
とから，厳格に規定され，厳しい罰則も存在する。

まずは医療保健領域の中核となっている**医療法**についてみておこう。

医療法は，わが国の医療の提供体制を定めた法律（1948年）であり，日本
の医療の骨格をなすものである。その目的は総則の第1条にあるように，
①医療を受ける者による医療に関する適切な選択を支援するために必要な事項
②医療の安全を確保するために必要な事項
③病院，診療所及び助産所の開設及び管理に関し必要な事項並びにこれらの施
設の整備
④医療提供施設相互間の機能の分担及び業務の連携を推進するために必要な事
項
の4つが掲げられている。これらを定めることにより，医療を受ける者の利益
の保護及び良質かつ適切な医療を効率的に提供する体制の確保を図り，もって
国民の健康の保持に寄与すること，としている。

医療は，生命の尊重と個人の尊厳を保持し，医師をはじめとした医療の担い
手と医療を受ける患者側との信頼関係に基づいて，患者の心身の状況に応じて，
単に治療だけでなく，疾病予防やリハビリテーションも含めた，良質かつ適切
なものでなければならない。また，国民自らの健康の保持増進のための努力を
基礎として，患者の意向を十分に尊重し，医療提供施設（病院，診療所，介護
老人保健施設，介護医療院，調剤を実施する薬局その他）や患者の居宅等で，
福祉その他の関連するサービスとの有機的な連携を図りつつ，医療提供施設の
機能に応じて，効率的に提供されなければならない。このような理念に基づい
て，国や地方公共団体は，国民に対し良質かつ適切な医療を効率的に提供する
体制が確保されるよう努めなければならない。さらに医師等の医療の担い手は，
患者に対し，良質かつ適切な医療を行うよう努め，医療を提供するにあたり，
適切な説明を行い，患者の理解を得るよう努めなければならない（インフォー

ムド・コンセント）。

　この法律では，**保健医療施設**として，20床以上の病床を有する**病院**，病床を有さないまたは19床以下の無床・有床診療所，**介護老人保健施設**，**助産所**（10人未満），他の医療機関から紹介された患者に医療を提供したり救急医療を提供したりする**地域医療支援病院**，高度医療の提供等を行う**特定機能病院**，臨床研究の実施の中核的な役割を担う**臨床研究中核病院**が定義されている。そして，それらの病院や診療所等の開設や管理，設備構造の基準，医師・看護師等の人員配置の標準についても規定している。

　さらに，患者がどこの医療施設に行ったらよいか，病院や診療所，助産所などを適切に選択できるようにするため，国や地方公共団体は必要な措置をとるよう努めなければならないとされ，国や地方公共団体，病院などによる情報提供体制や入院患者への情報提供，医療の選択に関わる国民の責務，広告規制（誇大広告や，体験談を載せたり他の病院と比較したり，内容に虚偽があることなどは，患者等の利用者保護の観点から規制されている）などを規定している。これらは，諸外国のように個人が加入している保険や居住地域で受診できる医療機関が決められている制度とは異なり，患者が医療機関を自由に選択することができるフリーアクセスの根拠ともなっている。そして，都道府県はそれぞれの地域の実情に即した医療を提供する体制を確保するために医療計画を策定することが義務づけられている。

　それ以外にも，医療の安全を確保するために，医療安全支援センターの設置や医療機関等における安全管理体制の確保，医療事故調査制度などを規定している。病院など医療機関で万が一医療事故が発生した場合には，管理者はその事故を厚生労働大臣が指定した医療事故調査・支援センターに報告しなければならない。

　このように，医療法は国民の健康保持に寄与することを目的とした日本の医療に関する基本的ルールを定めている。その内容は，医療機関の開設や運営について，医療機関の体制整備や機能の分担・連携，さらにはルール違反に対する是正・罰則など医療の全般にわたり，日本の医療制度の根本を支えている法律である。これにより，国民は良質かつ適切な医療の効果的な提供を受けられ

るようになり，医療に関する適切な選択を行うことができるのである。

5.2 保健医療分野における主な国家資格と法律

　保健医療分野における主な国家資格について，表 5.1 に示す。国家資格には医師資格のように，医師でなければ医業をなしてはならないという，その資格

表 5.1　保健医療分野における主な国家資格と法律

資格	根拠法	業務独占	名称独占
医師	医師法	○	○
歯科医師	歯科医師法	○	○
薬剤師	薬剤師法	○	○
保健師	保健師助産師看護師法		○
助産師	保健師助産師看護師法	○	○
看護師	保健師助産師看護師法	○	○
臨床検査技師	臨床検査技師等に関する法律	○	○
衛生検査技師	臨床検査技師等に関する法律		○
臨床工学技士	臨床工学技士法	○	○
診療放射線技師	診療放射線技師法	○	○
理学療法士	理学療法士及び作業療法士法	○	○
作業療法士	理学療法士及び作業療法士法	○	○
言語聴覚士	言語聴覚士法	○	○
視能訓練士	視能訓練士法	○	○
義肢装具士	義肢装具士法	○	○
救命救急士	救命救急士法	○	○
歯科衛生士	歯科衛生士法	○	○
歯科技工士	歯科技工士法	○	
管理栄養士	栄養士法		○
あん摩マッサージ指圧師・はり師・きゅう師	あん摩マッサージ指圧師，はり師，きゅう師等に関する法律	○	
柔道整復師	柔道整復師法	○	
社会福祉士・介護福祉士	社会福祉士及び介護福祉士法		○
精神保健福祉士	精神保健福祉士法		○
公認心理師	公認心理師法		○

を有する者しかその業務（診断や治療といわれる診療行為＝医行為）を行うことができないと規定されている**業務独占**（医師資格には医師以外は医師と名乗ってはならないという名称独占も規定されている）の資格と，公認心理師のようにカウンセリング等の相談業務は公認心理師以外でも行えるが，その名称（公認心理師あるいは心理師）は資格を有する者しか用いることができないと規定されている**名称独占**のみの資格がある。それぞれの国家資格は，根拠法となるそれぞれの法律によって規定されている。

　たとえば，**保健師助産師看護師法**（1948年）は，**保健師・助産師・看護師**それぞれの資格の資質向上と医療・公衆衛生の普及向上を図ることを目的に制定されている。いずれの資格も，国家試験に合格することにより厚生労働大臣の免許を受ける（准看護師のみ都道府県知事の免許）。看護師は看護師国家試験に合格することが必要であり，保健師・助産師は看護師の国家試験の合格に加えて，さらに保健師・助産師それぞれの国家試験に合格することが必要である。また，助産師の資格をもたない者は，看護師や保健師であっても正常分娩の助産には携われないなどの**業務独占**も規定されている。一方，保健師資格は名称独占であり，保健指導や健康相談は保健師資格をもたない者が行っても罪にはならないが，保健師資格をもたない者が保健師を名乗ることは違法行為となる（**名称独占**）。看護師・助産師・保健師も保健医療分野において患者の相談に応じるが，より身体的直接的な介入を行う専門職であり，行政処分などの罰則規定もあり厳格な規定のもとに業務を行っている。

　さらに，社会福祉分野の国家資格をもった専門家も保健医療分野で業務を行っている。たとえば，**精神保健福祉士**は**精神保健福祉士法**（1997年）により，精神保健福祉領域のソーシャルワーカー（PSW; Psychiatric Social Worker）の国家資格として規定されている。社会福祉学を学問的基盤として，精神保健福祉の領域で専門的な知識と技術をもち，精神障害者が抱える生活問題や社会問題の解決のための援助，社会復帰・社会参加に向けての支援活動を通して，その人らしいライフスタイルの獲得を目標としている。さらに，高ストレス社会といわれる現代にあって，広く国民の精神保健保持に資するために，医療，保健，そして福祉にまたがる領域で活動しており，社会福祉士，介護福祉士とと

もに社会福祉系の国家資格である。保健医療分野では，精神病院・総合病院精神科・精神科クリニック等主に精神科医療機関において，たとえば医療相談室などで受診や入院に関する相談から，療養中の医療費や生活費など経済的な問題や心配事，公的支援制度に関する情報の提供，就労支援や職場への定着支援などの社会復帰に関すること，入院中の人権擁護に関することなど，幅広い相談を通して，その人の問題解決のための援助・支援を行っている。**障害者自立支援法**（2006 年）や**障害者総合支援法**（障害者の日常生活及び社会生活を総合的に支援するための法律）（2012 年）などにより，精神障害者への支援は，入院治療中心から地域社会での生活へとシフトしつつある。そのため，医療や福祉だけでなく家庭や学校・職場・地域との連携が重視されるようになり，精

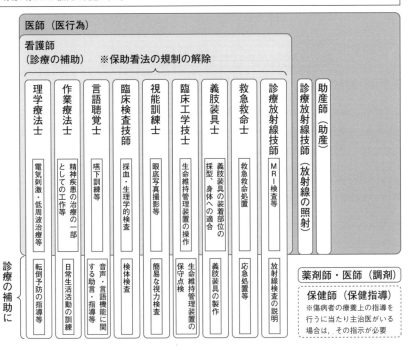

- 業務独占とされている職種は，医師，歯科医師，薬剤師，保健師，助産師，看護師および診療放射線技師。
- その他の医療関係職種については，看護師の業務独占を一部解除する形で，診療の補助の一部を実施することができる。
- 医師の指示の必要性の有無は医療関係職種の行う行為が診療の補助に該当するか否かによって決まることになり，当該行為が行われる場所とは関連がない。

図 5.1　**医療関係の職種の業務範囲について**（林，2018）

神保健福祉士の業務も広がりつつある。またデイケアなどでは，グループワーカーとして利用者と共同して活動を行うこともある。それ以外にも，精神障害者社会復帰施設には，精神保健福祉士の配置が義務づけられており，日中の活動の場としての小規模作業所や，生活の場としてのグループホームにおいて生活を側面的に支援したり，地域住民の精神の健康に関する相談窓口である保健所や精神保健福祉センターにおいても，精神保健福祉に関する調査・普及活動や保健所などへの技術的な支援等を行ったりしている。相談業務を行うなど公認心理師の業務に近い側面もあるが，社会福祉制度に精通し生活支援という固有の視点から患者の支援を行っている。この精神保健福祉士は公認心理師と同様，名称独占の国家資格である。

　その他にも，保健医療分野では多くの専門職が業務に従事しているが，その根拠となる法律により，それぞれの業務内容や罰則等が規定され，そのルールにのっとって職務を遂行している（図5.1）。

5.3 　その他保健医療分野に関連する法律

5.3.1　地域保健法

　保健医療分野には，病院や診療所だけでなく地域保健に関するものもある（図5.2）。地域保健法（1994年）は，地域保健対策に関する基本的な指針を示している。地域保健対策の推進のために都道府県や中核市，指定都市，特別区には保健所が設置されており，市町村には保健センターが設置されている。保健所は地域住民の健康の保持及び増進のため，専門的・広域的見地から支援する機関であり，精神保健福祉や難病対策，その他一般の保健指導や健康相談，障害児者の保健相談や指導を行っている。一方，保健センターではより直接的に，乳幼児健診や予防接種，成人病検診，がん検診，訪問指導などの母子保健サービスや老人保健サービスなどを行っている。

5.3.2　精神保健福祉法（精神保健及び精神障害者福祉に関する法律）

　精神障害者の医療及び保護を行うこと，障害者総合支援法とともに，精神障

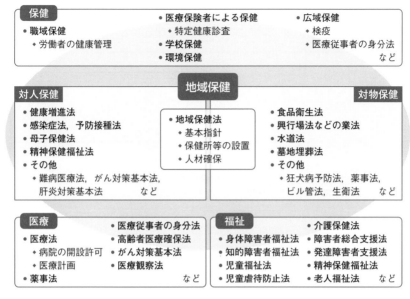

図 5.2 地域保健概念図（厚生労働省ホームページより）

害者の社会復帰の促進，自立と社会経済活動への参加の促進のために必要な援助を行うこと，精神疾患の発生の予防や国民の精神的健康の保持及び増進に努めることを目的とした法律（1995 年）である。この法律は都道府県に精神科病院を設置させ，**精神障害者の入院形態**として**任意入院，措置入院，緊急措置入院，医療保護入院，応急入院**の 5 つを規定している。さらに措置入院や医療保護入院，応急入院の要否や行動制限等の判定を行う**精神保健指定医**や措置入院患者等の病状報告や精神科病院における処遇等，入院患者やその家族等からの退院請求の応諾可否等の審査を行う精神医療審査会の設置，などについても規定している。

5.3.3 その他の法律

ここに挙げた以外にも，**心神喪失者等医療観察法**（心身喪失の状態で重大な他害行為を行った者の医療及び観察等に関する法律）や**障害者総合支援法，母子保健法，児童福祉法，児童虐待の防止等に関する法律，高齢者の医療の確保**

に関する法律，老人保健法，労働基準法，労働安全法，自殺対策基本法，健康保険法，国民健康保険法，麻薬及び向精神薬取締法など，実に多くの法規が保健医療分野に関連している。どの分野においても，公認心理師が行っている行為や仕事をしているところで関わっている法律は何かを考えてみることは重要である。必要に応じて厚生労働省のホームページ等から検索して目を通しておこう。

5.4　情報開示・共有

　情報開示については，まず保健医療機関の正確な情報開示が求められている。これは医療法にも規定されている通り，医療を受けようとする者が適切な選択ができるように，何を専門としている医療機関なのか，どのような機器を備えどのような医療スタッフが従事しているのかなど正確な情報開示が必要である。

　さらに，インフォームド・コンセントの理念や個人情報の保護の考え方を踏まえた上で，医療従事者が患者の身体状況や病状，治療方針，薬剤や副作用，手術等の概要，予後等の診療情報を患者に積極的に提供することにより，患者が自らの疾病やその診療内容を十分に理解した上で，医療従事者と患者が共同で疾病を克服するなど，医療従事者と患者とのよりよい信頼関係を構築することを目的とする情報開示がある。その際，医療従事者は具体的な状況に即した適切な方法で，患者等にとって理解が得やすいよう懇切丁寧に情報提供するように努めなければならない。また，患者が知りたくない，知らないでいたいという希望を表明した際には，それを尊重しなければならない。場合によっては患者が亡くなった後，遺族から診療情報の提供を求められることもあるが，その際にもできる限り速やかに対応する必要がある。患者の診療のため他の医療従事者から情報提供を求められたり，他の医療従事者に情報を求めたりすることもある。その場合は患者の同意を得ることが大切である。そのためにも，医療機関の管理者は，このような情報提供や苦情処理体制も含めてそれらに関する規定を整備し，院内掲示を行うなどして患者に対して周知しなければならない。

　情報開示と共有は守秘義務と常に隣り合わせである。公認心理師法「第4章義務等」に秘密保持義務（第41条）として「公認心理師は，正当な理由がなく，その業務に関して知り得た人の秘密を漏らしてはならない。公認心理師でなくなった後においても，同様とする」と規定されている。クライエント等の秘密を守らなければ当然のこととして罰則規定があり，「1年以下の懲役又は30万円以下の罰金に処する」とある。公認心理師はクライエントから聞いた話の内容を他言しない，漏らさない，という信頼感があるからこそ，クライエントは心の内を語り，心理的援助支援を受けるのである。クライエントが公認心理師に対して安心して心の内を語ることができなければ信頼関係は成り立たず，心理的援助支援もできない。秘密を守ることは，公認心理師が社会に対して支援を提供することを可能にするためになくてはならない不可欠かつ最低限の条件（金沢，2006）なのである。これらは第三者に内容を話してしまうことだけでなく，秘密事項を記載して保管していたメモなどの紙媒体や電子カルテなどを含めた電子記録媒体等を第三者に見られてしまうこともすべて含まれ，そのようなことのないように情報は厳重に管理されなければならない。

　一方で，秘密保持の例外状況がある（表5.2）。特にクライエントに自傷他害のおそれがある場合には，この秘密保持は解除され，クライエントや危害が加えられる可能性のある対象者の安全確保に迅速に対応する必要がある。そのためには，家族等関係者に連絡をしたり，警察に通告したりするなどの対応が必要（警告義務）である。また，児童に限らず，高齢者，障害者，配偶者への

表5.2　秘密保持の例外状況（金沢，2006）

1. 明確で差し迫った生命の危険があり，攻撃される相手が特定されている場合
2. 自殺等，自分自身に対して深刻な危害を加えるおそれのある緊急事態
3. 虐待が疑われる場合
4. そのクライエントのケア等に直接かかわっている専門家同士で話し合う場合（相談室内のケース・カンファレンス等）
5. 法による定めがある場合
6. 医療保険による支払いが行われる場合
7. クライエントが，自分自身の精神状態や心理的な問題に関連する訴えを裁判等によって提起した場合
8. クライエントによる明示的な意思表示がある場合

虐待が疑われる場合には，そのことを知った時点で警察や児童相談所等の関係機関へ**通告する義務**が生じる。その場合には速やかに知った事実を上司に伝え，院長や施設長などの管理者から通告する。

　これら以外にも，クライエントの問題に関する専門家間の連携という重要な事項がある。公認心理師法第 42 条には，「公認心理師は，その業務を行うに当たっては，その担当する者に対し，保健医療，福祉，教育等が密接な連携の下で総合的かつ適切に提供されるよう，これらを提供する者その他の関係者等との連携を保たなければならない。2　公認心理師は，その業務を行うに当たって心理に関する支援を要する者に当該支援に係る主治の医師があるときは，その指示を受けなければならない。」と規定されている。チーム医療，チーム学校，地域連携と，クライエントが関わっているさまざまな場面において，多職種が連携してクライエントを支援している。医療においても，**チーム医療**として，医師，看護師，薬剤師，理学療法士，作業療法士，言語聴覚士，社会福祉士，精神保健福祉士，管理栄養士など多くの専門職が関わっている。その中で，クライエント支援に必要な情報は共有していく必要がある。その際にも，クライエント本人にチーム医療の目的と連携の必要性について説明し，理解を得ておくことが望ましい。

　厚生労働省（2011）は，チーム医療を推進する基本的な考え方の中で，その目的を，「専門職種の積極的な活用，多職種間協働を図ること等により医療の質を高めるとともに，効率的な医療サービスを提供することにある。医療の質的な改善を図るためには，①コミュニケーション，②情報の共有化，③チームマネジメントの 3 つの視点が重要であり，効率的な医療サービスを提供するためには，①情報の共有，②業務の標準化が必要である」としている。この情報共有の際には，チームの中での目標やそれに対する各職種の役割を明確にするのはもちろんのこと，コミュニケーションとして，心理の専門用語を多用するのではなく，他の職種との間で理解できる共通言語を用いることも大切である。

　さらに，個人情報の保護の観点から「個人情報の保護に関する法律」（**個人情報保護法**）において保健医療機関は個人情報取扱事業者として位置づけられている。これは，保健医療機関が患者の診療情報を含めた個人情報の取扱いや

保管，利用について管理上の義務を負っていることを示すものである。

5.5 患者の権利と義務

　患者の権利とは，第2次世界大戦後に生まれたニュルンベルク綱領から発展した倫理観が基になっている。これは，ともすると一方的に医療を施される存在になっていた患者を，尊敬されるべき人格と意思をもつ存在としてとらえ直そうとする試みであった。そして，患者の権利の保障と回復のために，1981年に世界医師会にて採択されたリスボン宣言は，患者の主要な権利のいくつかを述べたものである。医師及び医療従事者，または医療組織はこの権利を認識し擁護していく上で共同の責任を担っているとしている。さらに，医師は適切な手段を講じなければならないという，医療の行動指針を示している。

　リスボン宣言は，以下の11の行動指針を盛り込んでいる（日本医師会，2005）。

1. 良質の医療を受ける権利

　すべての人は差別なしに適切な医療を受ける権利を有することなど。

2. 選択の自由の権利

　患者は医師や病院等を自由に選択でき，他の医師の意見を求める権利を有することなど。

3. 自己決定の権利

　患者は自分自身に関わる自由な決定を行う権利を有すること。

4. 意識のない患者

　意識のない場合には，医師は法律上の権限を有する代理人から可能な限りインフォームド・コンセントを得なければならない。また，医師は自殺企図により意識を失っている患者の生命を救うように常に努力すべきである。

5. 法的無能力の患者

　患者の能力が許す限り患者は意思決定に関与し，合理的な判断をし得る場合はその意思決定は尊重されなければならない。また救急を要する場合，医師は患者の最善の利益に即して行動することなど。

6. 患者の意思に反する処置

特別に法律が認めるか医の倫理の諸原則に合致する場合は，例外的な事例としてのみ行うことができること。

7. 情報に対する権利

記載されている自己の情報を受ける権利を有するなど。

8. 守秘義務に対する権利

個人を特定し得るあらゆる情報ならびに個人のすべての情報は，患者の死後も秘密が守られなければならないことなど。

9. 健康教育を受ける権利

すべての人は，個人の健康と保健サービスの利用について情報を与えられた上での選択が可能となるような健康教育を受ける権利があること。

10. 尊厳に対する権利

患者の尊厳とプライバシーを守る権利は，医療と医学教育の場において常に尊重されるものとするなど。

11. 宗教的支援に対する権利

患者は精神的，道徳的慰問を受けるか受けないかを決める権利を有する。

　一方で，患者には義務も生じる。適切な医療の提供は，患者からの正確な情報提供がなければ成り立たない。自らの病気や必要な医療，限界を理解するように努め，できるだけ明確に意思表示して治療に積極的に参加し，周囲の患者が快適な環境で医療が受けられるよう施設内のルールや指示に従い，医療費を請求されたら速やかに支払うことなどが患者の義務として求められている。

　多くの病院は，それぞれの院内あるいはホームページなどに独自にこれらの患者の権利と義務を掲げている。

5.6　インフォームド・コンセント

　5.1節で，「医師等の医療の担い手は，患者に対し，良質かつ適切な医療を行うよう努め，医療を提供するにあたり，適切な説明を行い，患者の理解を得るよう努めなければならない（インフォームド・コンセント）」と述べた。もち

ろん，この「医師等の医療の担い手」の中には保健医療分野に携わる公認心理師も含まれており，これを遵守しなければならない。その具体的な内容は，表5.3に示すとおりである。

　このように，クライエントに対して，医療の現場でどのようなことが行われ，

表5.3　**インフォームド・コンセントの具体的内容**（金沢，2006 を一部改変）

1.　**援助の内容・方法について**
(1)　援助の内容，方法，形態，及び目的・目標は何か
(2)　その援助法の効果とリスク，及びそれらが示される根拠は何か
(3)　他に可能な方法とそれぞれの効果とリスク，及び，それらの他の方法と比較した場合の効果などの違い，及びそれらが示される根拠は何か
(4)　公認心理師が何の援助も行わない場合のリスクと益は何か
2.　**秘密保持について**
(1)　秘密保持の仕方と限界について
(2)　どのような場合に面接内容が他に漏らされる・開示されるのか
(3)　記録には誰がアクセスするのか
3.　**費用について**
(1)　費用とその支払い方法（キャンセルした場合や電話・電子メールでの相談などの場合も含めて）はどのようにすればよいのか
(2)　クライエントが費用を支払わなかった場合，相談室はどのように対応するか
4.　**時間的側面について**
(1)　援助の時・時間，場所，期間について
(2)　予約が必要であれば，クライエントはどのように予約すればよいのか
(3)　クライエントが予約をキャンセルする場合や変更する場合はどのようにすればよいのか
(4)　予約時以外にクライエントから相談室あるいは担当の公認心理師に連絡をする必要が生じた場合にはどのようにすればよいのか
5.　**公認心理師の訓練などについて**
(1)　公認心理師の訓練，経験，資格，職種，理論的立場などについて
(2)　当該の相談室（等）の規定・決まりごとなどについて
6.　**質問・苦情などについて**
(1)　クライエントから苦情がある場合や，行われている援助に効果が見られない場合には，クライエントはどのようにしたら良いか
(2)　クライエントからの質問・疑問に対しては，相談室・臨床家はいつでもそれに答えるということ
(3)　カウンセリング（など）はいつでも中止することができるということ
7.　**その他**
(1)　当該相談室は，電話やインターネット，電子メールでの心理サービスを行っているかどうか
(2)　（クライエントが医学的治療を受けている最中であれば）当該相談室は担当医師とどのように連携をとりながら援助を行うのか

それに対してどのような事態が想定されるか，また費用や制限などについても十分な説明を行い，きちんと同意を得ることが必要である（**インフォームド・コンセント**（informed consent））。それは決して，単に「説明を受けた上での同意」だけを示すものではない。適切な判断能力と意思決定能力を備えたクライエントが，誰かから強制されることも不当な威圧もない自由な立場で，適切に説明された内容を理解し，その上で同意している，ということが必要である。これらは，あらかじめクライエントとの関係が成立する前のインテーク（6.1.1項参照）の段階などに行われることが多い。また，その際には説明されるべき情報がクライエントの役に立つよう，それぞれの相手にふさわしい形式や言葉で説明されなければならない。さらに，どのようなやりとりを行ったか記録しておくことが必要である。もちろん，これらは保健医療分野だけでなく，どの分野の心理職も実際に行っていることであるが，保健医療分野では特に明確にしておく必要がある。

5.7　生命倫理

　人の生命はどこから始まるのだろうか。誕生からなのかそれとも受精卵の着床からなのか。心理学では，胎児の発達研究からも，受精から死に至る瞬間までを人間の一生ととらえている。では生命倫理の観点から考えるとどうだろうか。

　日本では，母体保護法により人工妊娠中絶は認められている。では，出生前診断により胎児に異常が見つかった場合はどう考えたらよいのか。父親・母親の意思をどのように尊重するべきなのか。意思決定も意思表示もできない胎児の権利はどう考えたらよいのか。また，生殖補助医療では，配偶者間人工受精（AIH）だけでなく，非配偶者間の人工授精（AID）も行われている。AIDで出生した子どもには遺伝上の親が存在し，子どもには出自を知る権利があり（現在は15歳以上にその権利が認められている），そこには子ども自身のアイデンティティの問題も絡んでくる。さらには，尊厳死をどう考えるかという問題もある。

　これらは心理学においても非常に重要な問題であり，そのため，保健医療分野で働く公認心理師にとっても生命倫理は欠かせないものである。

　以下に1979年にビーチャム（Beauchamp, T. L.）とチルドレス（Childress, J. F.）が提唱した医療倫理の4原則を示す。

1. 自律尊重（respect for autonomy）

自己決定ができる人には本人の自由意思に基づく決定を尊重する。

自己決定できない人（子どもなど）には人としての保護を与える。

　真実告知や個人情報保護，守秘義務もこの原則に基づく。

2. 無危害（non-maleficence）

患者に危害を及ぼさないようにすること。

　痛みや苦痛の最小化と医療安全はこの原則に基づく。

3. 善行（beneficence）

患者にとって最善の利益を図ること。

　最善低リスクの医療提案はこの原則に基づく。

4. 公正（justice）

利益と負担を社会的に公平に分配し，公正な処遇をすること。

　資源分配の公正性も含まれる。

5.8 日本の医療保険制度

　最後に，日本の医療制度についてみてみよう。日本の社会保障には，医療保険，年金保険，雇用保険，労災保険，介護保険があり，その中で**医療保険制度**は1961年以降**国民皆保険制度**が導入されており，国民すべてが対象になっている。この公的医療保険制度は，国民は原則，被保険者として保険料を支払っており，病気になったりけがをしたりした際には，保険診療を行っている医療機関であれば全国どこででも（フリーアクセス），窓口で一部負担金（1〜3割負担，割合は年齢や所得などの条件によって異なる）を支払って，それぞれにとって適切な医療サービスを受けられる，というものである。大別すると，自営業者などが加入する**国民健康保険**，会社員や公務員が加入する**被用者保険**

| コラム 5.1 | 実習生としての倫理 |

公認心理師を目指す学生は，今後実習で臨床現場に赴く機会が出てくるだろう。どの分野の施設に実習に行くかは，それぞれ異なるかもしれないが，共通して気をつけなければならないことは，倫理の問題である。個人情報保護の観点から，たとえば，実習に行った先の情報，そこで知り得た情報を，公開・非公開に関わらず SNS に載せたり，施設や事前事後指導の教室の外で話題にしたりといったことは，決してしてはならないことを肝に銘じておく必要がある。

また，保健医療分野，特に病院は，人が誕生し，死を迎えるところである。すなわち，身体が弱い人が多く集まる場所でもある。そのため，たとえば，公認心理師を目指す学生がインフルエンザ等の感染症に罹患した状態で病院実習に参加するなどということはあってはならない。それは熱が下がってから，あるいは自覚症状がなくなってからならば，実習に行ってよいということではない。その学生は感染源としてウイルスを病院内に持ち込んでばらまいてしまうことになり，他の人たちを感染させ，多くの患者の命を脅かしてしまう危険性を有している。完治してウイルスが体内にはないことを確認できなければ，実習に行ってはならないのである。ここでも倫理が求められる。

（健康保険組合，協会けんぽ，共済組合），後期高齢者医療制度（75 歳以上が加入）などがある。

　保険診療における個別医療サービスの公的価格が診療報酬であり，2 年ごとに中央社会保険医療協議会において議論されたものを厚生労働大臣が決定して改定し，診療（調剤）報酬点数表（1 点あたり 10 円という割合）が告示されている。これに基づいて，保健医療機関は診療行為（基本診療料や検査料，手術料など）ごとに決められた点数を算出して，一部は窓口にて患者に一部負担金として請求し，残りは 1 カ月ごとの医療費を診療報酬明細書等（レセプト）にて審査支払機関に診療報酬を請求する。レセプトを審査した審査支払機関は保健医療機関に診療報酬を支払うとともに，医療保険者（国や健康保険組合等）へ支払いを請求する。これらが病院の収入となる。

●練 習 問 題

1. 公認心理師は以下のどれに該当するか，正しいものを選んでください。
　①業務独占　　②名称独占　　③業務独占＋名称独占
2. 公認心理師が医療分野で活動する際に，理解しておくべき法律について説明してください。
3. インフォームド・コンセントとは何か，説明できるようにしてください。

●参 考 図 書

津川 律子・江口 昌克（編著）（2019）. 公認心理師分野別テキスト1　保健医療分野——理論と支援の展開——　創元社

　さらに専門的に学びたいと考えている方におすすめの，公認心理師志望者向けの，保健医療分野の理論と支援の展開について紹介したテキスト。保健医療分野の概要とそれぞれの診療科での業務についての内容と架空事例が示されており，医療現場の実践的なイメージを抱きやすい。

医療領域における活動
——総論

　本章では，医療領域で心理職として活動する際に備えておくべき
基礎知識について説明する。特に近年は，心理職の活動領域が精神
科や心療内科のみならず，がん治療や臓器移植などさまざまな身体
科にまで広がりをみせている。ここでは，このような活動範囲の広
がりにも言及しつつ，どの診療科に勤務する際にもクライエントの
状態を見立て，支援する上で必要となる心理職としての基本的態度
やチーム医療における心理職の役割を中心に論じる。

6.1 医療領域における活動の基本

　心理職のうち 42.4％の勤務先が精神保健福祉センター，保健所，老人保健施設などを含む保健・医療領域となっており，かつその中の 35.7％が病院・診療所での勤務となっている（日本臨床心理士会，2020）。このことから，心理職を志す上では医療領域での活動に対する具体的なイメージを座学や実習を通じて獲得しておくことが肝要である。本節では，医療領域の中でも病院・診療所（クリニック）を念頭におき，心理職が活動する上で特に押さえておく必要がある基本的な態度，知識や患者（クライエント）を見立てる際の視点などについて詳しく論じる。

6.1.1 チーム医療／多職種連携・多職種協働

　医療領域での活動の大前提として，ある患者に対してただ 1 人の医療スタッフが単独で関わることはないことを強調しておきたい。本書で取り上げる精神科医療を例に挙げ，具体的に説明する（図 6.1）。

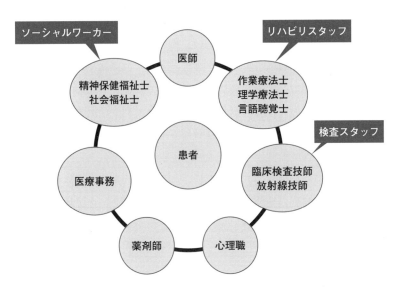

図 6.1　チーム医療／多職種連携・多職種協働のイメージ図

　患者が初めにとる行動は，病院を受診するための予約電話である場合が多い。その際，病院側で電話の応対をするのは医療事務スタッフである。ここでは，精神科を訪れることを希望する患者であることを念頭におき，丁寧な応対が求められることは言うまでもない。実際に患者が来院する際にも，医療事務スタッフが初期対応することになる。

　患者が問診票に記入した後には，カルテが作成され，それが看護師に引き継がれる。精神科医療においては，体調不良の背景として身体疾患の要因を除外できるか否かの判断が重要である。そのため，看護師は初診患者に対してルーティーンである血圧等の身体検査を行うため，当該患者への対応にあたることも多い。その際，心電図やレントゲンの測定が含まれていれば臨床検査技師や放射線技師が患者と関わることもあるだろう。

　一通りの身体検査が終わった後には，心理職，あるいは病院によっては精神保健福祉士等による予診，すなわちインテーク面接が実施される。一通りのインテーク面接が終わると，面接で得られた情報を今後主治医となる医師に伝達し，初期の見立てを共に検討する。最終的に医師による診察が行われ，診断の結果，投薬治療に加え，心理職による心理カウンセリングや，休職中の患者であれば復職に向けたデイケア活動への参加が検討される。投薬治療においては医師の処方を受けて薬剤師が調剤を行い，薬の効用や副作用などの説明を行う。患者にデイケア活動が導入された場合は，デイケアに所属する作業療法士や看護師，デイケア専属の心理職らのデイケアチームにより各々の専門性を活かしたプログラムや院外活動などを提供し，患者のデイケア活動を支援する。

　仮に子どもの患者で発達の遅れが疑われる場合は，理学療法士が身体動作の支援を行いつつ，言語聴覚士が言語訓練を提供することもある。治療の過程で，公的な医療費の補助を得ることが望ましいと判断された場合は，社会福祉士による自立支援医療制度の紹介や書類申請に向けたサポートを提供する。患者の症状が改善し，社会復帰を視野に入れて職場との調整を図る必要が生じた際は，精神保健福祉士が職場の上司らの間に入り，復職に向けた調整を行っていくこともあるだろう。

　以上に挙げた支援時の患者の様子については，定期的に開催される院内カン

ファレンスや日常の業務内コミュニケーションの中で共有され，それぞれの立場で患者に関わる際の参考にされる。

　以上の通り，医療現場では多岐にわたる医療スタッフが1人の患者に関与しており，特定の職種のみが単独で支援を行うことはまずない。このように，1人の患者に対して複数のメディカルスタッフ（医療専門職）が連携して治療やケアにあたることを**チーム医療**という（チーム医療推進協議会ホームページ）。また，このような複数の異なる専門性を有するメディカルスタッフが，カンファレンスや日常業務を通じて患者に関する情報交換を密に行い，患者の治療や福祉の向上に向けた支援を行う体制のことを**多職種連携・多職種協働**とよぶ。チーム医療における多職種連携・多職種協働は，昨今の医療現場における活動において必須事項として押さえておくべきものである。以下では，チーム医療を円滑に進める上で必須となる知識や態度を心理職の立場から述べる。

　当然ながら，複数のスタッフとの情報交換が重要となることから，スタッフ間での日常の円滑なコミュニケーションが欠かせない。何気ない挨拶から始まり，医療的な話題のみならず，日常会話も含めて気軽にお互いに話ができる良好な関係性を保つことが必要である。患者に対して丁寧な応対が行えること以前に，スタッフと円滑なコミュニケーションが図れるよう，できるだけ構えずに大らかな態度で勤務することが望ましい。一方で，自らが有する専門性に基づく知見を説明するための言語力が求められる。多職種連携・多職種協働においては，自分だけが理解できる専門用語を多用してしまうと，患者を理解する上で共通の見解がもてなくなることにもつながる。たとえば，心理職同士であれば，「Aさんは超自我が強いことから物事を完璧にこなそうとしすぎてストレスを抱えている」と言えば，その意味することが理解できるだろう。しかし「超自我」という，フロイトの専門用語を聞いたことがない他職種にとっては，「なぜ超自我というものが強いと物事を完璧にこなそうとしてしまうのか」という疑問が湧くのは当然である。このような場合，「Aさんは○○せねば，という『べき志向』が非常に強いために物事を完璧にこなそうとしている」など，一般的な言葉に置き換えて説明できることが望ましい。専門用語を多用すると意思疎通が停滞するのみならず，心理職と話しづらいという印象を他職種に与

えてしまう可能性もある。心理学を専門に学習を深めている心理職志望者は，普段学んでいる心理学用語をどのような一般的な言葉に置き換えられるかを，頭の中で考えておく習慣をつけておくことが理想である。

　チーム医療を円滑に進める上でのもう一つの留意点は，情報の取扱いについてである。医療従事者など個人情報を取り扱う専門職には**守秘義務**が課せられているが，チームで患者に関わるということは，すなわち個人情報をスタッフ間で共有することを意味する。理想的には，患者の初診時にチームで情報が共有される旨をあらかじめ文書等で明示して了承を得ておくと，後に無用なクレームを受けるリスクは減るだろう。しかし，たとえば心理カウンセリングの中で，心理職との信頼関係の中でのみ語られたきわめて個人的な内容で，患者から「このことは医師や看護師には言わないでほしい」と言われる可能性もある。その内容が，患者の治療上，他職種にも知っておいてもらうことが有益だと判断される場合は，できるだけその旨を患者に説明し，情報共有の了解を得る努力が必要である。一方で，その内容を他職種に共有することで患者との信頼関係が崩れ，心理カウンセリングの進捗に支障をきたすリスクがある場合は，あえてカウンセリング内での対話内容として他職種には話をせずに留めておく判断が必要になる場合もある。特に自傷・他害の危険がある場合は患者の了解を得ることなく情報共有を図ることが一般的ではあるが，情報の共有には後述する医療者—患者関係を良好に保つこととの二律背反を迫られる局面があることを，心理職は医療現場で働く上で押さえておく必要がある。「チーム医療」の名のもとに，患者から心理職への信頼の上で語られた話の内容を，何の葛藤もなしに他職種へ「横流し」するような姿勢は厳に慎むべきである。

6.2　心理アセスメント

　本節では，実際に患者と関わることになった際に，患者の症状が生じた背景を見極め（**心理アセスメント／見立てとよぶ**），支援の方向性を検討する際に欠かせない視点を，生物・心理・社会モデル，患者中心の医療という考え方に即して論じる。

6.2.1 生物・心理・社会モデル

生物・心理・社会モデル（Bio-Psycho-Social Model）とは，エンジェルが提唱した，人間を生物的（医学的）側面・心理的側面・社会的側面から総合的にとらえようとする立場のことを指す（Engel, 1977）。たとえば人が体調不良を起こした際，身体の要因（生物的），パーソナリティ傾向（心理的），家庭環境（社会的）などに分けてその人の状況を評価し，これらが相互に関連し合って体調不良が起きていると理解する。メンタルヘルスの不調をきたす際に，心のもち方のみで体調を崩すことは稀であるが，心理職の初学者においては，さまざまな心の状態を心理的観点のみから理解しがちである。たとえば，「不眠」という患者の訴えを聞くと，「ストレスによる不眠ではないか」と考えたくなることがそれにあたる。しかし，耳鼻科において詳細な検査を行った結果，蓄膿がひどいことによる睡眠時無呼吸症候群と判断されるかもしれない。その場合は，心理療法ではなく蓄膿の身体的治療が必要になる。患者のおかれた状況を特定の視点に偏らず，バランスよく見極める力を養っていく必要性が生物・心理・社会モデルからは示唆される。また，生物・心理・社会の各側面をそれぞれ単独で見立てるのではなく，それぞれがどのように関連し合い，最終的な症状につながっているのかを想像していくことが必要である。つまり，その人となりが具体的なイメージとなって見えてくるように，全人的な理解が進むように心がける（全人的な理解の重要性は第9章9.5節を参照されたい）。

以下，生物・心理・社会モデルに基づく心理アセスメントの実際を，架空の事例を用いてさらに詳しく論じる。

【架空事例】大学3年生の女性

主訴と現病歴：気分の落ち込み・急に涙が出る。ある日，電車での通学途中で気分を悪くしてそのまま帰宅した。それ以後，朝に起きて学校に行こうとすると過換気発作が起き，学校に通えず授業の欠席が急増した。また，普通にしていても涙が止まらなくなるときがある。母親がその様子を心配し，本人に病院の受診を勧めてX年11月に某心療内科へ来談した。まずは心理職がインテーク面接を実施した。話は本人と母親から聞いた。

本人の話：大学では児童学を専攻。子どもが好きで，保育士を目指しているが，

実習で子どもと関わる大変さを知り，進路に迷いが生じた。また，大学生活自体は楽しいものの，授業が厳しく，レポート提出を求められる授業が多いため，勉強に追われる日々が最近は続いていた。他院への通院歴はないが，過去に喘息を患っていたことがある。現在，喘息の発作はほぼ出ていない。家族関係は両親と弟（大学 1 年生）。父は大手企業の営業マン。母は医療現場で勤務（本人が高校 3 年生の頃までは常勤で，現在は非常勤）。家庭では大きなストレスはないものの，なぜか心から落ち着ける場所でもない。両親とも忙しいので鍵っ子として育ち，弟の面倒もみていた。弟との関係は悪くはないが，両親が何かというと弟にものを買ってあげたり，自分はしなければいけない家事を免除されているなど，長男としてひいきされている様子に少し腹立たしさは感じている。

母親の話：今まで娘はこういった体調不良を起こすことはなかったので，なぜ今回はこんなに具合が悪いのか，理解に苦しむ。私は娘にどう接してよいものか悩んでいる反面，それが理由で自分自身が仕事に集中できなくなりそうな心配がある。心理職が母親に対して，娘の精神的ストレスで何か思い当たることはないかと尋ねると，「学校が遠くて通学が大変なことかしら……」と話す。なお，母親によると父親は子どもの具合を心配しているそうで，比較的しつけには厳しく，勉強に関しても口を酸っぱくして指示してきたという。

　以上の架空事例に対する生物・心理・社会モデルに即した心理アセスメント

表 6.1　**心理アセスメントの結果（一例）**

生物的側面	過換気発作，過去に喘息を患っていたことから体力がもともと少ない可能性，疲労感。
心理的側面	気分の落ち込み，悲しみ，課題に対する負担感，完全主義的思考，幼少期からの愛着不全の可能性。
社会的側面	遠方の大学への通学，落ち着けない家庭環境，父親の厳しさ，母親の理解不足と放任的関わり。
総合的見解	もともと体力があまりない中で，親からの勉強への圧力を感じながら精一杯頑張って勉強に取り組んでいた。しかし，幼少期からの愛着不全も絡み，保育士という他者の世話をすることで自分が構ってほしい思いを満たそうとしたものの，勉強への負担が自分の思いを超えるほど重く，実習をきっかけにその頑張りが追いつかず心身が限界に達した。

の結果を，表 6.1 に記載する。ここに記載した内容はあくまでも一例であり，その他の観点で見立てがつく可能性も十分にあることに留意されたい。

　生物・心理・社会モデルに即して心理アセスメントを行う場合，表 6.1 の総合的見解に記したように，ある程度一貫したストーリーとして患者の悩みを整理するとともに，直接的には語られない部分からの推測も含めて見立てを行うことが望ましい。そのためには，心理学のさまざまな理論を知識として修得しておくことが必要になる。

6.2.2　患者中心の医療

　患者中心の医療とは，医療を提供する際に，患者の個別の状況を考慮し，それぞれの患者の意向や必要性に応じた治療を行いつつ，医師と患者双方が納得のいく治療を構築する臨床技法である。1987 年にアメリカ・ボストンの病院で始まった「患者中心の医療のためのピッカー・コモンウェルス・プログラム（The Picker/Commonwealth Program for Patient-Centered Care）」では，特に以下の 7 つの視点を提示している（Gerteis et al., 1993 信友監訳 2001）。

1.　患者の価値観，意向，ニーズの尊重

　患者は自分の病気やその治療が自分の生活にどう影響するかが気がかりであり，生活に関連する医学的判断が必要な際は十分に情報を知っておきたいと思うと同時に，決定にも関与したいと思う。そうした患者個人の意思と自主性を尊重するため，**生活の質**（Quality of Life; QOL），意思決定への参加，個人的な感情の尊重などに関心を払う必要がある。

2.　ケアの連携と統合

　患者が病気に直面したときに感じる脆弱感，無力感に対して，患者はそうした思いを埋められるよう，配慮の行き届く医療スタッフに診てもらいたいという希望がある。これをかなえるには，医療担当チームが連携され，能率よくコミュニケーションがとれていることなどが重要となる。

3.　情報，コミュニケーション，および患者教育

　患者が自分の病態の進行状況や予後に関する情報，検査結果などを，患者に理解できる言葉で伝えられ，その情報が常に最新の情報に更新されていること

が大事である。また，別の治療法を導入した場合の病状の変化や健康への影響，自分がどうすれば回復と将来の再発予防を促進（あるいは阻害）されるのかを理解できるように支援を提供する。

4. 身体の苦痛の解消

疼痛（慢性の痛み）に対する適時の対応や痛みの予測に対する説明がなされているか，日常生活動作への介助を受けられているか，その際に患者のプライバシーや文化的価値観にも配慮がなされているか，さらには病院の施設が清潔，快適に保たれているか，プライバシーが守られているか。

5. 心理的支援と恐怖，不安の緩和

自分の病気への不安，治療に対する心配，治療結果等への恐怖を抱いていないか。その恐怖について医療スタッフと話せる信頼関係は構築されているか，医療スタッフが患者の質問に答えられるだけの情報をもっているかなどが大切である。また，自分の家族や友人への影響への心配に対しても支援ができるかどうか，さらには医療費負担への心配に対する支援を行えるスタッフがいるか否か。

6. 家族と友人の関与

患者が社会的，精神的に依存しているのは誰で，その人たちが患者の臨床経過や主観的な病気体験にどういう影響を及ぼす可能性があるか。医療上の決定に対して家族が自分の代理者として行動する，あるいはむしろ家族や友人に情報を知らせたいとは思っていないか。患者の病気がこれまでの家族関係と家族間の役割にどのような影響を与えるか。そのことが患者の臨床経過や主観的な健康状態にどういう影響を及ぼし得るか。

7. 転院・退院とケアの継続性

病院から自宅に戻った後に服用する薬，食事の管理，注意すべき危険な兆候について理解しているか，患者とその家族は病気の回復や再発防止に何が助けになるかを知っているか。さらには退院後の継続的ケアが受けられる体制になっているか，どうしたらそれらの支援を受けられるかを知っているか，など。

以上に述べた患者中心の医療は，生物・心理・社会モデルに基づく見立てを実際の患者支援に用いる際の，医療従事者側の態度や具体的な関わり方，また

提供される医療環境の質を担保する必要性に言及していることが理解できる。さまざまな視点が述べられているが，以下では患者中心の医療をさらに3点に要約して具体的に解説を行う。

1. わかりやすい情報提供

患者中心の医療の立場に立った際，患者が提供された医療の内容について正しく，そしてわかりやすく理解できたかどうかが，その後の医療を受ける際の納得感につながる。そのためには，できる限り専門用語を排しつつ，しかし病気を理解するには十分な内容の言葉を用いて丁寧に説明を行う必要がある。このことは，患者が提供される医療に対して十分な同意の上で受診する姿勢，すなわちインフォームド・コンセント（informed consent；十分な情報を得た上での合意）につながる。また，それは同時に，基本的医療倫理4原則の一つにあたる**患者の自己決定権**（**自己決定医療**）を尊重する姿勢を示すことにもなる。自らに提供される医療内容に十分な納得を得た上で治療を進めることは，治療に対する動機づけを高めることにもなる。特に心理的支援を提供する際には，用いられる技法の如何に関わらず，これまでに体験したことがない新たな行動に踏み出すことや，新たな考え方を用いるように促す局面も多い。その際，患者は未体験の領域に対する不安や恐怖を当然ながら覚える。それでも治療を受け続ける下支えとなるものが，提供される支援内容への十分な理解と合意である。

2. 安心できる医療環境の提供

6.1.1項でも述べたが，前提として医療スタッフ同士が良好なコミュニケーションをとれていなければ，安定した医療的支援は提供できない。医療スタッフ自身が自らの職場に不満やストレスを抱えている状況では，患者への言葉遣いや気配りにおいて「八つ当たり」ともいえる不適切な言動が生じることは想像に難くない。また，病院自体が清潔で安心できる環境であることも，入院，外来いずれにおいても患者が満足して医療を受ける上では欠かせない。当然ながら，提供される医療体制自体が十分に整っていることのほか，自らの病院では提供できない支援については他院とのネットワークを通じて紹介できる体制が整っていることも欠かせない。

3. 患者を取り巻く関係者への支援

　患者中心の医療の理念によってわかる通り，患者を取り巻く重要な他者が，患者の治療の進行に大きな影響を与えることに思いを馳せる必要がある。心理学ではソーシャル・サポート（social support）の概念に相当する考え方と思われるが，道具的，情緒的いずれであっても関係者からサポートを得ることができれば，ストレス緩衝効果として疾患の緩和に有効であることが推察される。心理職が見立てを行うと，疾患のきっかけとなるストレス悪化要因に着目しがちになるが，患者の支援に対して力になってもらえる人々の存在の見立てと，協力を得るための支援の要請も重要である。

　一方で，メンタルヘルスに不調をきたしている場合，身近な家族との関わりにおいてストレスを抱えている場合が少なくない。患者の話を丁寧に聞いた結果，家族等の身近な人が原因で疾患が増悪していると判断され，関係性も良好でないような場合は，家族との接点をあえて控えることや，家族療法の視点に立って家族自体を支援対象として支援計画を立てることも必要であろう。

6.2.3　心理アセスメントにおける基本的視座

　ここまでに述べてきた生物・心理・社会モデルや，患者中心の医療を提供するために必要となる心理アセスメント時の基本的視点について説明する。

1. 心理職として患者に向き合う際は，受容，共感，傾聴を主とする基本姿勢が必須である。患者との良好な関係性，すなわちラポール（rapport）が保たれていないと，患者が心理職に心を開いてさまざまな話題を出してくれないためである。

2. 臨床心理学諸理論の学習が欠かせない。例を挙げると，精神分析における「転移」の概念を知っていることによって，面接時に心理職に向けられる過剰な攻撃性が，過去に父親に向けられていた激しい怒りであるという見立てを立てられる可能性が高まる。また，そのことによって，心理職の「逆転移」を予防できるほか，患者の行動パターンを指摘することによる面接の深まりが期待できる。その他，ロジャーズの自己理論を知っていることにより，患者の悩みが「現実自己」と「理想自己」のズレにより生じていることを察することが可

能になる場合もあるだろう。さらに，家族療法やブリーフセラピーの基本的理論であるシステム論を理解していることによって，家族関係や人間関係の悪循環に関する見立ても立てやすくなるだろう。

3．精神疾患や，知的，身体，発達障害にみられる症状の学習が必須である。DSM-5 や ICD-10，ICD-11 などの診断基準に含まれる症状を一通り把握しておくことによって，患者の言動から診断基準に合致する話が出た際に疾患を抱えている可能性を察知できる。なお，理想としては身体疾患の典型的症状についても把握しておくと，精神疾患との鑑別が行え，臨床に有用である。

4．さまざまな相談内容から柔軟に心理アセスメントを展開するためには，心理職自身が固定観念から自由になることが必要である。たとえば，「子どもは親孝行することが務めである」という考えを有している心理職が，子どものクライエントから「親とは縁を切りたい」といった相談を受けた際に，「親に対する感謝の念が不足していることが問題行動を引き起こしている」と見立てた。しかし，学校の先生からも事情を聞くと，実際には親から日常的に暴力を受けていることが判明した。この場合，心理職の固定観念が虐待の可能性を低く見積もることにつながってしまったことになる。

　心理アセスメント時の具体的な手続きを，初回面接（インテーク面接）を念頭に述べる。まず，患者と初めて面接をする際に，冒頭で「初回面接の目的の説明」「話したくないことは無理に話さなくてもよい」ことなどを説明し，患者が抱いている診察やカウンセリングへの疑念や疑問を払拭することが望ましい。「精神科医療では何をされるかわからない」という不安は，語られずとも多くの患者が抱いている場合が多いためである。また，各病院で定めている必須の質問項目を事務的に尋ねるのではなく，患者が述べた主訴を足がかりとして，患者から出た話題に即して自然な話の流れで聞いていくことも重要である。このような工夫により，患者がスタッフから尋問されている感覚を減じ，ラポールを保ちながら面接を進めることができるのである。

　インテーク面接で尋ねることが望ましい質問項目の例は表6.2に記載の通りであるが，いわゆる「一般的には聞きにくいこと」もためらうことなく聞いていく。例としては，離婚の原因，家庭内暴力の詳細，経済状況などである。も

表6.2　インテーク面接時の質問項目例

全般的事項	主訴，主訴が生じた前後の生活状況，主訴が続いている期間。
生物的側面	現在の症状（精神面，身体面），出生後からの発達状況（親等への聞きとりが可能な場合），既往歴，嗜好品摂取の有無や頻度，遺伝的要因（家族，親戚の身体・精神疾患）。
心理的側面	パーソナリティ傾向，対人関係のあり方（友人関係，職場での人間関係，部活やグループ活動経験，友人の数や遊び方など），ストレスを感じた生活上の出来事の有無および具体的内容。
社会的側面	家族構成，家族の年齢，家族関係のあり方，居住形態，職業と職種（社会人），学年（学生），学校名・職場名（聞くことが問題解決に役立つと判断される場合）。
その他	受診歴および治療成果，今回の治療への要望や期待。

　ちろん，主訴に関連しないにもかかわらず無理にこれらについて質問すれば患者に警戒心を与えてしまう。しかし，特に主訴と関連している話題であれば，むしろ踏み込んで話を聞いていかないと正確な見立てが立てられない。また，主訴に対する困り事が強く，来談動機が高い場合は，基本的に何でも話せる心の準備はできている場合が多いため，逆にこれらの質問を受けないことが患者の不信感を高めることにもつながる。なお，「聞きにくいこと」の中には心理職自身が抱えている葛藤と重なる場合もあるため，いつも同じテーマに関する話題を避ける傾向があれば，自己分析が必要である。

　患者の非言語の様子を観察することも，心理アセスメントでは必須である。表情，しぐさ，言葉遣い，服装，同伴者がいる場合は同伴者とのコミュニケーションパターンなどである。このような非言語面から心理状態を見立て，語られる言葉との不一致などを見出していくとより深い患者理解が得られる。

6.2.4　心理検査

　面接を通じて得られた情報を裏づける根拠を得るため，また聞いた話の内容から患者のありようをより深く理解するために各種の心理検査を実施することも心理職の重要な役割である。たとえば，不安（STAI，MAS など）や抑うつ感（SDS，BDI-II など）といった感情のありようやパーソナリティ傾向（YG性格検査，MMPI など），発達特性（AQ，PARS-TR など），親子関係のあり方

（FDT，TK 式など）を測定する「**質問紙法**」，ロールシャッハ・テストや文章完成法（SCT）などに代表される，あいまいな状況が表現された絵や文章についてどのように解釈し反応するかを測定し，その結果によって心理状態を把握する「**投影法**」，ベンダー・ゲシュタルト・テストをはじめとする高次脳機能のありようを定量的に評価するための「**神経心理学的検査**」，内田クレペリン精神検査に代表される，一定時間の作業結果に基づいてその人のパーソナリティ傾向や職業適性を把握しようとする「**作業検査法**」など，さまざまなものが用意されている。臨床で活用する際には，当然のことながら各々の心理検査が

コラム 6.1　　**医療現場で用いられる心理療法**

　医療現場で心理アセスメントを実施し，患者が抱える問題の背景を理解した後には，必要に応じて心理療法による支援を行う。たとえば，強い不安により社会生活に支障をきたす不安症への心理療法としては，不安場面にあえて出向き不安感の緩和を狙う認知行動療法（曝露療法）や森田療法といった技法が用いられる。また，家族関係における葛藤に働きかけ，家族内でのコミュニケーションパターンの変化を試みる技法として家族療法がある。言葉にならない身体の感じをヒントに自分の心のありようについて理解を深める手法としては，臨床動作法，フォーカシングといった技法がある。言葉では十分に自分の気持ちを表現できない子どもや緘黙の症状を抱えたクライエントに対しては，遊戯療法や芸術療法といった技法も開発されている。

　これらの心理療法は，それぞれ人間の身体・認知（考え方）・行動・感情のどの部分へ働きかけを行うのが得意であるかなど，さまざまな個性を有する。自らが支援しているクライエントの相談内容に適した心理療法を適用することは言うまでもないが，支援者自身にとって使いやすい心理療法を選択することも，自然な面接を展開する上では大切である。そのため，心理職の勉強を進める上で，まずはさまざまな心理療法にふれ，その中から自分が働く臨床現場で使う頻度が高いと思われる技法や，自分にとって使いやすい技法を選んでいくことを推奨したい。

どのような側面を測定可能なのかを把握しておくとともに，施行方法，結果の集計法にも精通しておく必要がある。その上で，患者の症状を見立てる上でもっとも適した心理検査を数種類組み合わせるなど**テストバッテリー**を組み，多面的な把握ができるように工夫する。心理検査によっては，項目数が多いものや実施時間に相当の時間を有するものも含まれることから，患者の病態水準に応じて，無理なく施行できるよう実施する検査を精査することも必要である。

　また，心理検査を行った結果は，報告書の形で数ページ以内にまとめ上げ，患者に結果を伝達することが必要である。報告書には，行った検査の概要や得られた結果のほか，主訴との関連性や今後の生活を送る上での示唆など，心理検査を行ったことが患者の支援や生活に活かされる形で結果を返却することが望ましい。専門用語の多用は控え，誰が読んでも理解できる文面に仕上げる。報告書は，主治医がいる場合は主治医に参考資料として渡される場合が多い。また，患者が子どもの場合は学校関係者が閲覧する可能性もある。いずれの場合も，誰が読んでも当該患者に関する理解が深まるように平易な言葉で，かつ過不足のない記載が求められる。情報が多くなりすぎて結果が読みとりづらくならないよう，適切なページ数にまとめることも心がけたい。

6.3　医療者─患者関係

　医療を提供するにあたっては，大前提として患者との信頼関係が必須である。つまり，患者がこの病院の医療スタッフを信じて治療を受け続ければ回復につながるという安心感であったり，「この医療スタッフと話すと安心する」といったことである。かつて，**医療者─患者関係**においては「ムンテラ」とよばれる姿勢がとられることがあった。これは，医師が患者やその家族に対して疾患の診断，病状，治療方針などに関して説明することを指す，ドイツ語の Mund（口）と Therapie（療法）を語源とする和製語である。しかし，「ムンテラ」は時に医師が主導で患者の治療方針を決定し，その内容を患者に説得し，従ってもらう関係性にもつながっていた。尾藤（2011）が指摘するように，かつて医療行為に関する意思決定のほとんどは医療者，とりわけ医師にゆだねられて

いた。手術を行うかどうかや，治療方法の選択について，患者には膨大な専門的知識に裏づけられた高度な判断を行うことは不可能であるとの認識が医療者の中にはあり，そのような中で，専門家の勧告にも近い提案を患者はそのまま受け入れるしか選択肢がないという状況が，過去にみられた医療判断のスタイルであった。これは，「父権主義」「家父長的温情主義」などと翻訳される，医療者―患者関係における「パターナリズム」，つまり，強い立場にあるものが，より弱い立場にあるものに対して，本人のためになると考え，本人の意思や選好を超えて干渉・介入する態度であった（尾藤，2011）。

　しかし現在では，前節でもふれたインフォームド・コンセントによる患者の自己決定権が尊重されるようになった。自己決定権が尊重される前提には，患者との良好な信頼関係，すなわち 6.2.3 項でも述べたラポールが形成されていることは言うまでもない。患者の声に十分に耳を傾け，その語られた内容に共感を示しつつ，患者に治療への主体性をもってもらうのである。その際，尾藤（2011）が指摘するように，より患者の利益に寄り添った合意形成を目指すのであれば，インフォームド・コンセントのプロセスにおいて重視するべきは，伝えることそのものではなく，医療行為の意図に対して共通の認識を確認することである。その中で患者が考える不安や迷い等に対して，適切に対処し，相談を行っていくことがインフォームド・コンセントのプロセスにおける医療者の役割といえよう。

6.4　さまざまな医療現場

　一口に医療現場で心理職が活躍する割合が約 40% といっても，心理職が勤務する診療科には幅がある。簡単にイメージできるところでいえば精神科，心療内科を標榜する病院やクリニックが想定されよう。しかし，これらも病院とクリニックとでは入院病棟の有無など，提供される医療の内容には違いがある。よって，各々に勤務する心理職に求められる技法やスキルにも幅が生じる。本節では，心理職が勤務するさまざまな医療現場について，厚生労働省「みんなのメンタルヘルス総合サイト」の記載内容を引用しつつ，その詳細を論じる。

6.4.1　精神科／心療内科／神経内科

　精神科は，「精神神経科」とよばれることもあるが，片方のみ記載されている場合，併記してある場合のいずれにおいても，うつ病や不安症，統合失調症などの心の病気を診療している医療機関である。一方の「**心療内科**」は，心理的な要因で身体症状（胃潰瘍，気管支喘息，起立性低血圧など）が現れる，いわゆる「心身症」を主な対象としている（詳細は第9章参照）。しかし，「心療内科」と看板に書いてあっても，実際には精神科と同様の心の病気を診ている医療機関も多い。また，症状の軽重によって標榜を変えている場合もあり，比較的症状が軽度の患者であれば精神科と同様の病気を診察するところもある。

　一方，名前が類似している診療科として「神経内科」がある。「**神経内科**」は，パーキンソン病や脳梗塞，手足の麻痺や震えなど，脳や脊髄，神経，筋肉の病気を診る内科であり，精神疾患を主に診ているわけではない。しかし，実際には心の病気を含めて診察しているところがある。また，「認知症」や「てんかん」は，精神科でも神経内科でも診察している。

6.4.2　クリニック／病院／センター

1.　精神科診療所（クリニック）

　診療所（クリニック）とは，入院用のベッドをもたない無床診療所，あるいは19床以下のベッドを備えている有床診療所を指す。精神科診療所では，うつ病，不安症，認知症，統合失調症をはじめ，精神科のさまざまな病気を診療している。

2.　精神科病院

　精神科病院は20床以上のベッドをもっており，必要な場合には入院できるところが精神科診療所と異なる。精神科病院でも，上述のうつ病，不安症，認知症，統合失調症をはじめ，精神科のさまざまな病気を診療している。病院によっては，救急医療や，子ども，依存症などに特化した専門的医療を行っているところなどもある。精神科病院への入院に関しては，患者本人に入院する意思がある場合の「自発（任意）入院」や，以下の要件を満たした場合に行われる精神保健福祉法に基づく「非自発入院」に分類される（『日本精神科救急学

会，2015）。

【非自発入院の判断基準】

①精神保健福祉法が規定する精神障害と診断される。

②上記の精神障害のために判断能力が著しく低下した病態にある（精神病状態，重症の躁状態またはうつ状態，せん妄状態など）。

③この病態のために，社会生活上，自他に不利益となる事態が生じている。

④医学的介入なしには，この事態が遷延ないし悪化する可能性が高い。

⑤医学的介入によって，この事態の改善が期待される。

⑥入院治療以外に医学的な介入の手段がない。

⑦入院治療についてインフォームド・コンセントが成立しない。

　「非自発入院」は，家族の同意の有無，自傷他害の危険性や病状の重症度などに応じてさらに「医療保護入院」「応急入院」「措置入院」「緊急措置入院」に区分される。これらの区分に関する詳細は『精神科救急医療ガイドライン2015年版』を参照されたい。

3. 総合病院の精神科

　内科や外科など多くの診療科目をもつ総合病院で，精神科の診療も行っているところがある。身体と精神の病気を一緒に診てもらいたい場合などに役立つ。

4. 保健所（保健センター）

　各地域にある保健所（保健センター）は，心の問題を含めたさまざまな病気や生活の問題の相談に対応している。精神科の受診が必要かどうかわからないときや，家族や知人が相談したいときなどに利用できる。

5. 精神保健福祉センター

　精神保健福祉センターでは，心の問題に関わる専門的な相談を受け付けている。「アルコールや薬物依存」「ひきこもり」「発達障害」「認知症」など，専門的な相談にも対応している。各都道府県と政令指定都市に1カ所以上設置されている。

　医療機関によっては，デイケアやナイトケア，集団精神療法などの治療プログラムを実施している。また，生活支援の調整を行う精神保健福祉士や社会福祉士といった「ソーシャルワーカー」などの専門スタッフを配置している場合

もある。医師のみが治療を担っているクリニックがある一方で，医師と共に心理職や作業療法士等が協働して治療プログラムを提供している場合もある。医療機関にカウンセリングセンター（医療保険は適用されない）が併設されているところもある。自らの症状と社会復帰に向けたリハビリテーション活用の要否など，患者が自分の症状に適した医療機関を選択できるよう，支援者は地域の医療機関の情報を得ておくことが望ましい。また，自分が所属している医療機関では提供できない支援がある場合，適切に紹介（リファー）を行うなど，地域の支援機関同士の連携を深めていくことも欠かせない。

6.5 今日的な活動領域

　昨今では，精神科，心療内科にとどまらず，一般身体科を含むさまざまな診療科へと，心理職の活動領域に広がりがみられる。本節では，いくつかの具体的領域にふれながら，医療領域における心理職の可能性について論じる。

6.5.1 延命治療・尊厳死

　延命治療とは，日本医師会医事法関係検討委員会（2004）によれば，「生命維持処置を施すことによって，それをしない場合には短期間で死亡することが必至の状態を防ぎ，生命の延長を図る処置・治療のこと」を指す。また，**尊厳死**とは，「過剰な医療を避け尊厳を持って自然な死を迎えさせること」と定義されている（日本学術会議臨床医学委員会終末期医療分科会，2008）。厚生労働省（2018）が発行した「人生の最終段階における医療・ケアの決定プロセスに関するガイドライン」の中では，「医師等の医療従事者から適切な情報の提供と説明がなされ，それに基づいて医療・ケアを受ける本人が多専門職種の医療・介護従事者から構成される医療・ケアチームと十分な話し合いを行い，本人による意思決定を基本としたうえで，人生の最終段階における医療・ケアを進めることが最も重要な原則である」とされている。

　一方，本人の意思が確認できない場合は，①家族等が本人の意思を推定できる場合には，その推定意思を尊重し，本人にとっての最善の方針をとることを

基本とする。②家族等が本人の意思を推定できない場合には，本人にとって何が最善であるかについて，本人に代わる者として家族等と十分に話し合い，本人にとっての最善の方針をとることを基本とする。時間の経過，心身の状態の変化，医学的評価の変更等に応じて，このプロセスを繰返し行う，と指摘されている。これまでの人生を共に振り返り，限りある人生をいかに過ごしていくか，このような本人ないしは家族等の意思決定に関わるプロセスやそれに伴う心の痛みに寄り添うなどの心理職による支援が期待される。

6.5.2　臓器移植

　臓器の機能が低下した人に，他者の健康な臓器と取り換えて機能を回復させる臓器移植に関する医療がある。臓器移植においては，臓器の入手が難しいこと，特に心臓や肺の移植においては脳死者からの提供が必要となることから，脳死（呼吸・循環機能の調節や意識の伝達など，生きていくために必要な働きを司る脳幹を含む，脳全体の機能が失われた状態）をめぐる死の定義についてさまざまな議論が生じた。

　2010 年 7 月の改正臓器移植法の施行により，生前に書面で臓器を提供する意思を表示している場合に加え，本人の臓器提供の意思が不明の場合も，家族の承諾により臓器提供ができることになった。このように，臓器移植をめぐる意思決定や移植後において，遺された家族には相当の心理的負担がかかることが想定される。先述の延命治療・尊厳死と同様に，臓器移植を認めるか否かの意思決定とその後の心理的ケアにおいて，心理職が果たす役割に期待される。

6.5.3　がんの先進医療

　悪性新生物，いわゆるがんはわが国の死亡率第 1 位であり，健康や身体機能が徐々に喪失し，社会生活からの撤退を余儀なくされる不安などから多大なストレスにさらされることはいうまでもない。がん治療に関しては「がん対策推進基本計画」に基づき，現在はその第 3 期として「がん予防」「がんとの共生」とともに「がん医療の充実」が目指されている。このがん医療に関しては，厚生労働大臣が定める高度な医療技術，すなわち先進医療の研究・開発が進めら

れている。

　先進医療とは，健康保険法等の一部を改正する法律（2006）において，「厚生労働大臣が定める高度の医療技術を用いた療養その他の療養であって，保険給付の対象とすべきものであるか否かについて，適正な医療の効率的な提供を図る観点から評価を行うことが必要な療養」として，厚生労働大臣が定める「評価療養（保険給付の対象とすべきものであるか否かについて適正な医療の効率的な提供を図る観点から評価を行うことが必要な療養）」の一つとされている。具体的には，有効性および安全性を確保する観点から，医療技術ごとに一定の施設基準を設定し，施設基準に該当する保険医療機関は届出により保険診療との併用ができる。その安全性や効果が確認されると，健康保険の適用が検討される。しかし，基本的には「先進医療に係る費用」は，患者が全額自己負担することになるため，患者および家族の経済的負担と医療受診により得られる治療効果とを十分に理解し納得の上でその利用を検討することになる。

　一例を挙げれば，がんの先進治療の一つである陽子線治療は，施設にもよるがおおむね280万円前後の費用がかかる。がん患者が抱える痛みや精神的苦痛に対する支援とともに，適切な情報を医療従事者から得た上でどのような治療を選択しながら病と向き合っていくのか，患者の自己決定に基づく医療の重要性が示唆されており，これらに対する心理的支援が期待される。

6.5.4　在宅医療／アウトリーチ

　新たなメンタルヘルス支援のあり方として，「**在宅医療**」も広がりをみせている。在宅医療とは，「患者さんの自宅に医師が訪問して行う医療行為である。すなわち，在宅医療は，身体の機能が低下し，通院が困難な患者さんに，自宅で医療を提供する」と定義されており，外来・通院医療，入院医療に次ぐ，「第3の医療」とよばれる場合もある（田城，2023；和田，2004）。通院が困難な精神疾患患者の中には，たとえば統合失調症や重度の気分障害を発症し，通院がままならない患者などが含まれる。厚生労働省は，このような受診が難しい患者や未受診者，ひきこもり状態にある患者，退院後の病状が不安定な在宅精神障害患者らに対する精神障害者アウトリーチ推進事業を2011年から試行

的に実施してきた。

　アウトリーチを実施するチームには要件があり，保健師，看護師，精神保健福祉士，作業療法士のいずれかの職員が少なくとも1名以上配置され，他に臨床心理技術者，相談支援専門員等の専門職やピアサポーターが配置されていることが必要である。つまり，多職種協働による在宅医療の提供である。心理職は通常，病院等を受診することが可能である者，つまり家から外出するという社会的機能は保たれている患者を個人カウンセリングなどで支援する場合が多い。また，治療の場所と時間などの枠組みを定めることが，患者の過度の依存心を引き起こさせず，治療に積極的に取り組む動機づけを高めることにもなることから，患者の自宅まで出向いて心理的支援を届けるイメージはもちにくいかもしれない。しかし，外出が難しい患者が一定数存在することを考えた場合，在宅におけるメンタルヘルス支援のあり方を考えていくことが，今後の心理職に求められる新たな課題と考えられる。なお，本事業は2018年度より「精神障害にも対応した地域包括ケアシステムの構築推進事業」に組み入れられ，精神障害者に対する入院治療から地域生活中心の支援（地域移行）を促す国の施策の中で引続き取組みが進められている。

●練 習 問 題

1. 多職種連携・多職種協働を円滑に進める上で必要となる心理職の基本的態度について論じてください。
2. 患者中心の医療の要点を3つに分けて簡潔に論じてください。
3. 精神科と心療内科の違いについて説明してください。

●参 考 図 書

國分 康孝（1980）．カウンセリングの理論　誠信書房
　明快な語り口で臨床実践に求められる理論や基本的態度を学べる入門書。同シリーズの「原理」「技法」と合わせて心理職を志す学生に一度は読んでほしい書である。
津川 律子・篠竹 利和（2010）．シナリオで学ぶ医療現場の臨床心理検査　誠信書房
　医療現場における実際の支援の流れに即して，心理検査の施行方法のほか，所見

書の作成，結果返却時のポイントまで実践的な知見が得られる書。

田中 美穂・児玉 聡（2017）．終の選択——終末期医療を考える——　勁草書房

　本章で取り上げた「延命治療・尊厳死」のほか，「看取り」「緩和ケア」など，回復が見込めない病をめぐるさまざまなテーマを通じて，わが国の医療のあるべき姿について考えを深めることができる入門書。

鈴木 伸一（編著）（2008）．医療心理学の新展開——チーム医療に活かす心理学の最前線——　北大路書房

　チーム医療において心理職が果たせる役割について，さまざまな領域を例に具体的に論じた書。心理職の活動内容を理解する上で参考になる。

山下 格（著）大森 哲郎（補訂）（2022）．精神医学ハンドブック——医学・保健・福祉の基礎知識——　第8版　日本評論社

　医療現場で心理職として働く上で押さえておくべき精神疾患の各症状と対応の基本について，診断基準とともに網羅的に記載された専門書。

7

精神科——小児・思春期

　医療領域においては，成人のみならず子どももさまざまな悩みや不調を抱えて受診に至る。本章では，冒頭に小児・思春期への対応における家族への心理教育や発達段階を理解することの重要性にふれる。その上で，小児・思春期の世代にみられるさまざまな精神疾患や障害について，国が定める定義や医学的診断基準を踏まえてその内容について概観しつつ，心理職として各疾患や障害に対して果たせる役割や支援のあり方について論じる。

7.1 小児・思春期への心理支援——総論

　子どものメンタルヘルスの問題を考える上で大切な点として，**発達段階**に応じた**発達課題**の把握が挙げられる。発達段階とは，人間の発達を心の発達の度合いによっていくつかのまとまりに整理した区分であり，①乳幼児期，②幼児期，③児童期，④青年期，⑤成人期，⑥老年期，などに分けられる。文部科学省（2009）によれば，「子どもの発達は，子どもが自らの経験を基にして，周囲の環境に働きかけ，環境との相互作用を通じ，豊かな心情，意欲，態度を身につけ，新たな能力を獲得する過程であるが，身体的発達，情緒的発達，知的発達や社会性の発達などの子どもの成長における様々な側面は，相互に関連を有しながら総合的に発達する」とされている。また，本報告では発達心理学の知見も踏まえて，主に乳幼児期から青年後期までの各発達段階における発達課題を表7.1のように整理している。本節ではそれぞれに記載された言葉の意味について詳細な説明は割愛するが，ここで示された発達課題の未達成が子どものメンタルヘルスの不調に直接的，間接的に影響を及ぼすことへの視座を，心理職としてはぜひ備えておいてほしい。また，このような視座は，子どもが抱える諸問題の背景を理解するための心理アセスメントにおいて必須の知識である。インテーク面接などを通じて，子どもの発達段階とつまずきの有無などを丁寧に把握することが，子どもの心理支援の現場で心理職に期待されている。

　子どものメンタルヘルス支援において今一つ重要な点は，家族の関わりが子どもの心に及ぼす影響である。言うまでもなく，子どもは親（実親以外の養育者も含む）の関わりなくしては成長できない。ボウルビィ（Bowlby, J.）の愛着理論からも推察できるように，親が子どもの不安や恐怖を取り除くような適切な対応をすれば，自己および環境についての内的作業モデルが形成され，安定感をもって環境を能動的に探索でき，他者との対人交渉を積極的に行うことができる。一方で，親が適切な対応をしてくれないという経験を重ねた子どもは，環境に立ち向かうことを躊躇し，他者と交渉することを避けるようになる（三宅，1998）。したがって，子どもへの心理的支援を行う際は，子ども単独に対して支援を行うだけでなく，家族間のコミュニケーションのあり方に対して

表 7.1　**子どもの発達課題**（文部科学省，2009 より作成）

乳幼児期	・愛着の形成 ・人に対する基本的信頼感の獲得 ・基本的な生活習慣の形成 ・十分な自己の発揮と他者の受容による自己肯定感の獲得 ・道徳性や社会性の芽生えとなる遊びなどを通じた子ども同士の体験活動の充実
学童期 （小学校低学年）	・「人として，行ってはならないこと」についての知識と感性の涵養や，集団や社会のルールを守る態度など，善悪の判断や規範意識の基礎の形成 ・自然や美しいものに感動する心などの育成（情操の涵養）
学童期 （小学校高学年）	・抽象的な思考の次元への適応や他者の視点に対する理解 ・自己肯定感の育成 ・自他の尊重の意識や他者への思いやりなどの涵養 ・集団における役割の自覚や主体的な責任意識の育成 ・体験活動の実施など実社会への興味・関心を持つきっかけづくり
青年前期 （中学校）	・人間としての生き方を踏まえ，自らの個性や適性を探求する経験を通して，自己を見つめ，自らの課題と正面から向き合い，自己の在り方を思考 ・社会の一員として他者と協力し，自立した生活を営む力の育成 ・法やきまりの意義の理解や公徳心の自覚
青年後期 （高等学校）	・人間としての在り方生き方を踏まえ，自らの個性・適性を伸ばしつつ，生き方について考え，主体的な選択と進路の決定 ・他者の善意や支えへの感謝の気持ちとそれにこたえること ・社会の一員としての自覚を持った行動

も目を向けるなど，家族を含めた**ケース・マネジメント**が求められる。問題によっては，子ども本人に会わずとも，家族のみに支援を提供すれば子どもの問題も解決されることは，家族心理学における**システム論**（家族成員がそれぞれに相互作用しており，お互いに影響を及ぼしているという考え方）からも明らかである。子どもに関わる心理職は子どもと家族の両者に関わるスキルを身につけたい。

7.2　子どもにみられる心理的諸問題

　本節からは，国が定める定義や DSM-5 をはじめとする医学的診断基準を参照しながら子どもに特徴的な心理的問題をさまざまに列挙し，個々の問題に対

する心理職による支援のあり方について解説を行う。

7.2.1　知的障害／発達障害

　知的障害（intellectual disability）者に対する福祉施策等を定めた法律として知的障害者福祉法があるが，この中では知的障害に関する明確な定義づけはなされていない。一方で，厚生労働省が5年周期で実施している知的障害児（者）基礎調査においては，知的障害を「知的機能の障害が発達期（おおむね18歳まで）にあらわれ，日常生活に支障が生じているため，何らかの特別の援助を必要とする状態にあるもの」と定義している。また，医学的診断基準のICD-10では，「精神の発達停止，あるいは発達不全の状態であり，発達期に明らかになる全体的な知的水準に寄与する能力の障害（認知，言語，運動および社会的能力の障害）」と定義される。知的障害の程度に関する判定基準について，ICD-10では**ウェクスラー知能検査**や**田中ビネー知能検査**など，標準化された知能検査によって測定された知能指数の結果に基づき以下の基準が用いられる。

　　軽　　度：IQ 50〜69
　　中等度：IQ 35〜49
　　重　　度：IQ 20〜34
　　最重度：IQ 20 未満

　一方，DSM-5では，知能指数による分類は廃止され，概念的領域，社会的領域，実用的領域の3領域における知的機能と適応機能に基づき，重症度が軽度から最重度まで判定されることになった。

　知的障害に対しては，都道府県知事または指定都市市長が交付する「療育手帳制度」がある。厚生労働省によれば，「この制度は，知的障害児（者）に対して一貫した指導・相談を行うとともに，これらの者に対する各種の援助措置を受け易くするため，知的障害児（者）に手帳を交付し，もって知的障害児（者）の福祉の増進に資することを目的とする」「手帳は，児童相談所又は知的障害者更生相談所において知的障害であると判定された者（以下「知的障害者」という）に対して交付する」「この制度は，都道府県知事（指定都市にあ

っては，市長とする。以下同じ）が市町村その他の関係機関の協力を得て実施
する」とされている。厚生労働省による運用のガイドラインでは，「知能指数
が概ね35以下であって，食事，着脱衣，排便及び洗面等日常生活の介助を必
要とし，社会生活への適応が著しく困難であること」「頻繁なてんかん様発作
又は失禁，異食，興奮などの問題行動を有し，監護を必要とするものであるこ
と」「盲（強度の弱視を含む）若しくはろうあ（強度の難聴を含む）又は肢体
不自由を有する児童であって知能指数がおおむね50以下の知的障害児」を重
度（A）とし，その他の対象者を（B）に区分している。

　次に，**発達障害**（developmental disorders）とは，発達障害者支援法におい
て「自閉症，アスペルガー症候群その他の広汎性発達障害，学習障害，注意欠
陥多動性障害その他これに類する脳機能の障害であってその症状が通常低年齢
において発現するものとして政令で定めるもの」と定義されている。一方，
DSM-Ⅳで自閉性障害，アスペルガー障害などを含む広汎性発達障害とよばれ
た疾患群は，DSM-5においては一括して「自閉スペクトラム症」としてくく
られるようになった。自閉スペクトラム症は，「コミュニケーションと対人的
相互反応の障害」「常同的，反復的行動」の2側面に困難がみられるものを指
す。また，学習障害はDSM-5において限局性学習症とよばれるようになり，
読字，文章理解，書字，文章記述，数の操作，数学的推論といった課題が，他
に比べて習得が難しい状態を指すものと整理された。注意欠陥多動性障害は，
多動性・衝動性・不注意の3領域において強い特徴がみられ，学業や対人関係
において支障をきたす症状のことを指す。以上の知的障害や発達障害は，
DSM-5において「神経発達症群」として，乳幼児や児童青年期の神経発達を
原因とする症状としてまとめられた。

　知的障害，発達障害いずれの支援においても重要なことを以下に述べる。基
本的にはこれらの障害は生得的に有しているものであるため，できる限り早期
に症状を察知して支援を開始することが重要である。もともと有している障害
をベースとして生活上のつまずきを覚え，結果として心身に不調をきたすこと
を「**二次障害**」とよぶことがあるが，この二次障害を予防する上でも早期支援
は欠かせない。しかし，特に知的障害，発達障害いずれにおいても「軽度」，

あるいは診断と未診断の狭間の症状を有する「グレーゾーン」と分類される子どもたちは，障害の存在や生活上の困難を察知されづらい。たとえば，知能指数がおおむね 70 から 85 前後の，いわゆる「境界知能」とよばれる子どもたちは，「学生時代には生活上の困難を覚えにくい」「対人関係の良好さ」「明確な診断基準への未該当」といった特徴により，特別支援を受ける必要性を成人期までの間に周囲から認識されにくく，発達段階早期での支援の必要性が見過ごされやすい（松浦，2014）。反対に，発達障害では知能指数が 100 を超えており学習面では大きなつまずきを覚えない場合に，「個性的な子ども」という認識程度で支援を受ける必要性を認識されないこともある。DSM-5 において知能指数による重症度分類が廃止されたことは，知能指数の高低のみでは必ずしも子どもの適応性を予測することにつながらないことの現れとみることができる。

　また，支援においては本人の社会的スキルの向上を目指すのに限界があることを踏まえ，本人の関係者が本人たちにとって過ごしやすい環境を提供することが重要である。これは，2016 年に施行された「障害者差別解消法」においても「個人に必要とされる合理的配慮が提供されること」が位置づけられたことからも示唆される。この合理的配慮とは，上記法律では「障害者が他の者と平等にすべての人権及び基本的自由を享有し，又は行使することを確保するための必要かつ適当な変更及び調整であって，特定の場合において必要とされるものであり，かつ，均衡を失した又は過度の負担を課さないもの」を指している。たとえば，障害のある児童生徒等に対する教育を小・中学校等で行う場合には，合理的配慮として，①教員，支援員等の確保，②施設・設備の整備，③個別の教育支援計画や個別の指導計画に対応した柔軟な教育課程の編成や教材等の配慮，などの提供が考えられる。

　これらの点について，本人を支援する立場にある家族，教師，心理職などの専門家は，本人が将来社会の中で困ることなく生活が送れるようにと，善意をもって社会的スキルを身につけてもらえるような支援を行おうとする。しかし，梅永（2017）が指摘するように，臨床家とよばれる人たちは，発達障害児者を教育しよう，訓練しよう，定型発達の人に近づけようと，当事者を変えようと

しすぎている側面があることに留意すべきである。発達障害の当事者に対して社会で求められる適切な言動を身につけさせようとする試みが本人に負担を強いることになるのであれば，障害に付随する各種特性を教育や訓練によって変えようとはせず，彼らが有している特性でも過ごしやすい環境を提供するなどの生活支援を中心に進めることが重要である。

7.2.2　児童虐待

　厚生労働省は，児童虐待（child abuse）を，児童虐待防止法に基づいて表7.2 のように分類している。これらの虐待は重複して行われている場合があることに留意する必要がある。また，虐待は子どもの心身に以下のような深刻な

表 7.2　**児童虐待の分類**（文部科学省，2020 に基づき作成）

身体的虐待	幼児児童生徒の身体に外傷（打撲傷，あざ（内出血），骨折，刺傷，やけどなど様々）が生じ，又は生じるおそれのある暴行を加えること。外側からは簡単に見えないような場所に外傷があることも多くある。 【例】 殴る，蹴る，投げ落とす，激しく揺さぶる，やけどを負わせる，溺れさせる，首を絞める，縄などにより一室に拘束する，など。
性的虐待	性的な満足を得るためにわいせつな行為をしたりさせたりすること。 【例】 子どもへの性的行為，性的行為を見せる，性器を触る又は触らせる，ポルノグラフィの被写体にする，など。
ネグレクト	心身の正常な発達を妨げるような著しい減食または長時間の放置，保護者以外の同居人による身体的虐待や性的虐待の放置，その他保護者としての監護を著しく怠ること。 【例】 家に閉じ込める，食事を与えない，ひどく不潔にする，自動車の中に放置する，重い病気になっても病院に連れて行かない，など。
心理的虐待	子供の心に長く傷として残るような経験や傷を負わせる言動を行うこと。子供の存在を否定するような言動が代表的だが，兄弟姉妹との間に不当なまでの差別的な待遇をする場合もある。また，配偶者（婚姻の届出をしていないが，事実上婚姻関係と同様の事情にある者を含む）に対する暴力や暴言，いわゆるドメスティックバイオレンス（DV）や，その他の家族に対する暴力や暴言を子供が目撃することも当該子供への心理的虐待に当たる。 【例】 言葉による脅し，無視，きょうだい間での差別的扱い，子どもの目の前で家族に対して暴力をふるう（DV），など。

影響をもたらす（文部科学省，2020）。

1. 身体的影響

　外傷のほか，栄養障害や体重増加不良，低身長などがみられる。愛情不足により成長ホルモンが抑えられた結果，成長不全を呈することもある。

2. 知的発達面への影響

　安心できない環境で生活することや，学校への登校もままならない場合があり，そのために，もともとの能力に比しても知的な発達が十分得られないことがある。

3. 心理的影響

　他人を信頼し愛着関係を形成することが困難となるなど対人関係における問題が生じたり，自己肯定感がもてない状態となったり，攻撃的・衝動的な行動をとったり，多動などの症状が表れたりすることがある。

　児童虐待の防止に向けては，2019年に以下の対策が閣議決定の上推進されている。

（1）体罰禁止及び体罰によらない子育て等の推進などの子どもの権利擁護。

（2）乳幼児健診未受診者等に関する定期的な安全確認，相談窓口の周知徹底などの児童虐待の発生予防・早期発見。

（3）児童相談所の体制強化・設置促進，子ども家庭福祉に携わる者に関する資格化も含めた資質向上の在り方の検討などを通した児童虐待発生時の迅速・的確な対応。

（4）里親の開拓及び里親養育への支援の拡充，特別養子縁組制度等の利用促進などを通した社会的養育の充実・強化。

　このような施策において，心理職は，児童相談所，児童養護施設，児童心理治療施設などで心理アセスメントや心理支援，他職種との連携およびコンサルテーションなどを通じて被虐待児ならびにその家族に対する支援に関与している。支援においては，上記に示した愛着形成の困難さに由来する攻撃的な言動が支援者に向けられることがしばしば生じる。このような言動を，単なる問題行動としてとらえるのではなく，人への信頼感を形成できなかったことによる不安や，目の前の支援者を信頼に足る人間かどうかを試そうとする言動である

ことを理解し，心が揺さぶられながらも粘り強く安定した関わりを提供することが重要である。

7.2.3　不登校／いじめ

不登校について，文部科学省は「何らかの心理的，情緒的，身体的あるいは社会的要因・背景により，登校しないあるいはしたくともできない状況にあるために年間30日以上欠席した者のうち，病気や経済的な理由による者を除いたもの」と定義している。それでは，「何らかの心理的・情緒的・身体的・社会的要因・背景」とは何を指すのか。四日市市教育委員会が取りまとめた2005年の結果によれば，小中学生の不登校状況が継続している要因として，表7.3のようなもの挙げられている。

　また，文部科学省が2006年度に不登校であった生徒の5年後の状況等の追跡調査を，2011年度より調査研究会を設けて調査・分析を実施した結果を取りまとめた「不登校に関する実態調査」(2014) では，不登校の継続理由として「無気力型」「遊び・非行型」「人間関係型」「複合型」「その他型」の5つに類型化された。この調査における不登校の継続理由としては，「無気力でなんとなく学校へ行かなかったため (43.6%)」「身体の調子が悪いと感じたり，ぼんやりとした不安があったため (42.9%)」「いやがらせやいじめをする生徒の存在や友人との人間関係のため (40.6%)」「朝起きられないなど，生活リズムが乱れていたため (33.5%)」「勉強についていけなかったため (26.9%)」「学校に行かないことを悪く思わないため (25.1%)」といったものが列挙されている。いずれにしても，不登校が生じる理由は多岐にわたっていることから，支援を行う上では，個別の事例ごとにその背景要因を丁寧にアセスメントすることが必要である。その際には本人のほか，本人が学校に来られず親のみが相談に訪れる場合は親からの聞きとりにより検討を行う必要がある。加えて，子どもと接点をもつ学校の先生からも聞きとりを行い，親や心理職の前では見せない様子を把握することも欠かせない。また，さまざまな要因を的確に見極めるには，不安の成り立ちを説明する心理学的モデルや，発達心理学，発達障害の基礎知識，家族心理学など，さまざまな心理学や精神医学の知識を蓄えてお

表7.3　小・中学生不登校の継続理由とその特徴（四日市市教育委員会，2005より作成）

区分	割合（%）	特徴
複合	27.8	• 不登校状態が継続している理由が複合していて，いずれが主であるかを決めがたい。
不安など情緒的混乱	26.8	• 分離不安：母親自身が自分から子どもが離れていくことに強く不安を感じ，そのことが子どもを不安定にしている場合。 • 息切れ：家庭や学校など周囲からの期待に応えようとしてエネルギーを使った結果，心身の疲労が目立つようになる。 • 甘やかされ：幼い時から甘やかされて育ったため，我慢したり，上手に自分の要求を伝えたりすることが苦手で，集団に入れなくなる。 • 生活基盤の不安定：家庭内不和，家庭の生活環境の急激な変化。
無気力	19.9	• 無気力でなんとなく登校しない。 • 登校しないことへの罪悪感が少なく，迎えにいったり強く催促したりすると登校するが，長続きしない。 • 無気力になる原因や背景：一般的に発達段階での体験が偏っていたり充足されていなかったりすることが影響。
あそび・非行	9.3	• 遊ぶためや非行グループに入ったりして登校しない。 • 無断欠席・遅刻・早退などの行動。
学校生活上の影響	6.4	• 学業不振。 • 学業不振以外の理由。 （友人関係，いじめ，教職員との人間関係，部活動，発達障害）
その他	5.4	
意図的な拒否	4.5	• 学校に行く意義を認めず，自分の好きな方向を選んで登校しない。

く必要もある。

　実際の支援は，これらのアセスメント結果によってさまざまな対応が求められるが，心理職の立場によって支援可能な範囲が異なることを念頭においたケース・マネジメントが必要である。たとえば，スクールカウンセラーとして勤務する心理職は教職員との連携による情報収集や教職員へのコンサルテーションは行いやすい一方，本格的な心理療法が必要となる生徒に対して，学校内の相談室では継続した心理療法の提供には限界がある。また，発達障害が疑われる事例に対しても，学校内では知能検査等の心理検査が準備されておらず，実

施することができない場合が多いであろう。このような場合には，地域の教育センターや医療機関をはじめとする社会資源を適切に紹介するといった対応が必要である。心理アセスメントに基づく教職員へのコンサルテーションを通じて，自らが動かずとも学校に支援の手を差し伸べてもらえるよう，積極的な連携による不登校対応がとられることが望ましい。

　次に，不登校の要因にも挙がっているいじめについて取り上げる。国によるいじめの定義は，いじめ防止対策推進法の施行に伴い，2013年より「児童生徒に対して，当該児童生徒が在籍する学校に在籍している等当該児童生徒と一定の人的関係のある他の児童生徒が行う心理的又は物理的な影響を与える行為（インターネットを通じて行われるものも含む）であって，当該行為の対象となった児童生徒が心身の苦痛を感じているものとする。なお，起こった場所は学校の内外を問わない」とされている。また，「いじめの中には，犯罪行為として取り扱われるべきと認められ，早期に警察に相談することが重要なものや，児童生徒の生命，身体又は財産に重大な被害が生じるような，直ちに警察に通報することが必要なものが含まれる。これらについては，教育的な配慮や被害者の意向への配慮のうえで，早期に警察に相談・通報の上，警察と連携した対応を取ることが必要である」という注釈もつけられている。過去には，「学校としてその事実（関係児童生徒，いじめの内容等）を確認しているもの」「一方的」「継続的」「深刻」といった条件によりいじめを定義していた時代もあったが，「いじめに当たるか否かの判断を表面的・形式的に行うことなく，いじめられた児童生徒の立場に立って行う」旨を追加し，またインターネットを利用したソーシャル・ネットワークを通じたいじめが広がりをみせていることから，インターネットによるいじめも定義に含まれるなど，時代の変遷に応じた定義の改定が行われている。

　前述のいじめ防止対策推進法では，いじめ防止に向けて国，地方公共団体および学校の各主体が「いじめの防止等のための対策に関する基本的な方針」を策定することとした。また，地方公共団体は，関係機関等の連携を図るため，学校，教育委員会，児童相談所，法務局，警察その他の関係者により構成されるいじめ問題対策連絡協議会をおくことができるとした。また，いじめ防止に

向けた基本施策として，①道徳教育等の充実，②早期発見のための措置，③相談体制の整備，④インターネットを通じて行われるいじめに対する対策の推進，を定めるとともに，国及び地方公共団体が講ずべき基本的施策として，⑤いじめの防止等の対策に従事する人材の確保等，⑥調査研究の推進，⑦啓発活動等について定めることを求めた。さらに，学校は，いじめの防止等に関する措置を実効的に行うため，複数の教職員，心理・福祉等の専門家その他の関係者により構成される組織をおくこととし，個別のいじめに対して学校が講ずべき措置としては，①いじめの事実確認と設置者への結果報告，②いじめを受けた児童生徒又はその保護者に対する支援，③いじめを行った児童生徒に対する指導又はその保護者に対する助言，について定めるとともに，いじめが犯罪行為として取り扱われるべきものであると認めるときの警察との連携について定めることとした。さらに，懲戒，出席停止制度の適切な運用等その他いじめの防止等に関する措置を定めることを求めるほか，学校の設置者または学校は，「いじめにより児童等の生命，心身又は財産に重大な被害が生じた疑いがあると認めるとき」「いじめにより児童等が相当の期間学校を欠席することを余儀なくされている疑いがあると認めるとき」などの重大事態に対処し，同種の事態の発生の防止に資するため，速やかに，適切な方法により事実関係を明確にするための調査を行うものとすることも求めている。

　いじめを理由とする生徒の自殺が一向になくならない現状に対して，上記の通り，国は法律改正を重ね，また情報発信を通じていじめの防止に向けてさまざまな施策を打ち出している。しかし，それらの指針が現場の学校で実際にどこまで運用されているかについては，文部科学省より「児童生徒千人当たりのいじめ認知件数は，最多の都道府県と最少の都道府県とで 30 倍以上の開きが生じています（平成 26 年度問題行動等調査）。この差は他の調査項目（暴力行為や不登校など）における差と比べて極端に大きく，実態を正確に反映しているとは考え難い状況です」との通知が，各学校宛へ 2016 年に通知されていることからも，いじめのとらえ方に大きな偏りがみられる現状がある。いじめを過小評価することなく，あくまでいじめでつらい思いをしている子どもの立場に立ったいじめの把握と対応が求められる。また，いじめる行為が人に対する

差別行為と類似しているとの指摘（高尾，2014）を含めて検討すると，いじめは集団を通じて特定の何らかの目立った特性を有する生徒を差別的意識により排斥する傾向と考えることもできる。このことから，心理職としては人に対する権利意識や寛容性を育むため，また自らに潜む差別心を自己理解するために，グループワークなどを取り入れた心理教育プログラムを提供するといったアプローチも視野に入れて，いじめ防止に向けた活動を展開することも期待される。

7.2.4　ひきこもり／家庭内暴力

　2019 年には，長年ひきこもり状態にあった当事者およびその家族をめぐって痛ましい事件が立て続けに起こり，改めてひきこもりに関する関心が高まっている。本項では，厚生労働省が発行している「ひきこもりの評価・支援に関するガイドライン」（齊藤，2010）の記載内容を主に引用しつつ，ひきこもりの理解と支援の要点を論じる。また，上述の事件においては，ひきこもり状態にあった当事者の長年にわたる家庭内暴力を見かねた家族が子どもに手をかけたという背景を有していた。そこで，本項の後半では合わせて家庭内暴力の定義や対応に関してもふれる。

　ひきこもりとは，厚生労働省の定義によれば，「様々な要因の結果として社会的参加（義務教育を含む就学，非常勤職を含む就労，家庭外での交遊など）を回避し，原則的には 6 カ月以上にわたって概ね家庭にとどまり続けている状態（他者と交わらない形での外出をしていてもよい）を指す現象概念である。なお，ひきこもりは原則として統合失調症の陽性あるいは陰性症状に基づくひきこもり状態とは一線を画した非精神病性の現象とするが，実際には確定診断がなされる前の統合失調症が含まれている可能性は低くないことに留意すべきである」とされている。また，川上（2007）によれば，ひきこもり状態にある子どものいる世帯は，全国で約 26 万世帯と推計されている。この定義において注目すべき点は，精神疾患を要因とするひきこもりが少なからず存在する点である。先述の不登校のほか，不安症，身体表現性障害，適応障害，パーソナリティ障害，統合失調症，気分障害，発達障害などを背景として社会生活の再開が困難になっているゆえにひきこもっている可能性についての視点をもち，

精神保健，医療，福祉などからの総合的な支援が必要である。また，ひきこもりが長期にわたると年齢相応の社会経験を積む機会が失われ，そのことがさらに社会復帰を困難にさせるという悪循環に陥りやすい。当事者に対してできる限り早期に相談・受診を促すことが重要である。そのため，支援者は，身近な地域にあるひきこもりに対する支援機関を普段から住民向けに広く周知しておくことや，家庭訪問を行うアウトリーチ型支援をタイミングよく開始する，家族がひきこもりの本人に来談・受診を説明しやすくなるようなアドバイス，ガイダンスを継続することなどが重要である。これらのひきこもり支援の要点を**表7.4**にまとめて記載する。

　これらを概観すると，ひきこもりに対してはさまざまな支援技術や制度を総動員して対応にあたらなければならないことが理解できる。すなわち，問題の背景要因に対する心理アセスメント，家族心理学や家族療法的視点に基づく家族対応，精神疾患を背景とする場合の医療対応，多職種連携，個人療法および集団療法の実施，訪問によるアウトリーチ支援などである。心理職として発揮できる専門性を総動員するほか，心理職単体での支援が困難である場合を念頭においたケース・マネジメントを心がけたい。

　次に，ひきこもりにも付随することが多い**家庭内暴力**について述べる。家庭内暴力とは，『大辞林』によれば「家庭内で起こる，家族に対する暴力的言動や行為」を指す言葉である。この定義に沿うと，親から子どもへの暴力や，夫婦関係における暴力も広義には家庭内暴力と定義できる。しかし，親から子どもへの暴力については児童虐待における身体的虐待ととらえることも可能である。また，夫婦間の暴力については「配偶者や恋人など親密な関係にある，又はあった者から振るわれる暴力」と定義される「ドメスティック・バイオレンス（DV）」として別途「配偶者暴力防止法」が制定され，対応が進められている。以上より，本項では主に子どもから親に向けられる暴力を家庭内暴力として取り上げる。家庭内暴力の発生状況は**表7.5**の通りであり，母親への暴力が圧倒的に多いことが特徴である。

　それでは，なぜ子どもは親に暴力を振るうのだろうか。皆藤（1999）によれば，根底には思春期における親からの分離，自立の課題があるという。暴力を

表7.4 **ひきこもりに対する支援の要点**（齊藤，2010より作成）

1 ひきこもり支援の多次元モデル	• ひきこもりの支援は，当事者とその周囲の状況の全体的な評価に基づいて組み立てられるべき。 第一の次元：背景にある精神障害に特異的な支援 第二の次元：家族を含むストレスの強い環境の修正や支援機関の掘り起こしなど環境的条件の改善 第三の次元：ひきこもりが意味する思春期の自立過程の挫折に対する支援
2 地域連携ネットワークによる支援	• ひきこもり支援は教育，保健，福祉，医療などの複数の専門機関による多面的な支援が必要。
3 家族への支援	• 当事者が単身で相談に来る場合はともかく，未成年の不登校・ひきこもり事例，家族につれられてやってくる成人のひきこもり事例，家族だけしか相談に来ない事例では，支援は第一段階である家族支援段階から開始し，順を追って当事者が中心の支援段階へと進んでいく。 • 家族が支援者から共感され受容される体験を持つことは，家庭における当事者への家族の姿勢に好ましい影響を与えることにつながりうる。
4 当事者への支援	• 多くは家族のみの来談による家族支援から始まり，ある時点で来談型あるいはアウトリーチ型の当事者に対する支援が始まるという経過をたどる。 • 当事者と支援者の直接的な面談が始まったら，まずは支持的で受容的な面談を開始すべき。 • 個人療法的な面談では得られない同年代集団との活動を経験した当事者の中から，より明確に就労を目的とした集団活動を求める当事者が現われるので，就労支援機関につなげる。 • ひきこもりという現象それ自体が薬物療法の対象であるととらえるのではなく，背景に存在する精神障害の正確な診断に基づいて，重症度や有効性の評価を行ったうえで，薬物療法の開始を決定すべき。
5 訪問支援：アウトリーチ型支援	• 不登校やひきこもりの支援では，当事者が相談や治療場面に出向くことが難しい場合が多いこと，あるいは相談や受診に踏み切れない当事者に対する一歩踏み込んだ介入が必要な場合があることから，家庭訪問を中心とするアウトリーチ型の支援が有効な支援法の一つとして期待される。 • 訪問支援のタイミングを慎重に考慮し，訪問実施前の準備段階で，①情報の収集と関係づくり，②達成目標の明確化，③家族や当事者への事前連絡，④適切な訪問のセッティング，⑤関係機関との情報交換，を検討すべき。 • 当事者が訪問を拒否しており，家族を対象とした訪問を行っている場合でも，当事者は支援者に強い関心を持っているはずであり，当事者の存在を意識し，当事者の本当の気持ちを尊重する姿勢で臨む。 • 訪問支援（アウトリーチ型支援）がめざすゴールは，精神科医療や社会活動への可能性を拡げるための社会資源につながること。

表7.5　**少年による家庭内暴力の対象別状況**（国家公安委員会・警察庁，2022）

対象別		母親	父親	兄弟姉妹	同居の親族	家財道具等	その他	総数
件数（件）		2,352	533	453	161	615	26	4,140
	構成比（%）	56.8	12.9	10.9	3.9	14.9	0.6	100.0

働く子どもたちは思春期までには親の期待に沿う「良い子」であることが多く，自主性が育めなかったことや父親の影が薄い家庭での母親の過保護・過干渉，あるいは祖父母の溺愛により自立の芽を摘まれてきたため，思春期の課題を暴力という形で遂行せざる得なくなったと考えられる。先述の暴力件数が母親に対して圧倒的に多い現状も，このような思春期における親子関係や心理状態の反映ともいえよう。当事者の子どもの心理としては，①だめな自分のやりきれなさを，暴れることによって発散しようという気持ちと，そのような自分をつくった親に対する反抗の気持ちの二面性，②真の自立への反抗ではなく，幼児が甘えながらすねているようなもので低次元のエゴイズムに止まっている，といった特徴がある（福島県教育センター，1981）。支援においては，家庭環境や親の養育態度の心理アセスメント，本人のパーソナリティの把握，本人および家族への心理カウンセリングを通じて本人の心理的発達の促進や家族の子どもに対する関わり方の変化を促していくことが大切である。暴力に対して毅然と向き合う姿勢をみせるため，警察等への通報も時にはためらわずに行うことも視野に入れる必要がある。

7.2.5　反社会的行動

　反社会的行動（antisocial behavior）とは，英国国立医療技術評価機構（National Institute for Health and Care Excellence; NICE）によれば，社会的規範から逸脱した行動のことを指す。DSM-5において反社会的行動を特徴とする疾患分類としては，**反社会性パーソナリティ障害**（antisocial personality disorder）や**素行障害**（conduct disorder）が該当する。本章では小児・思春期をテーマにしているため，18歳以上に診断がつく反社会性パーソナリティ障害は

除き，素行障害に絞ってその概要を述べる。

　素行障害の診断基準は以下の通りである。

A. 他者の基本的人権または年齢相応の主要な社会的規範または規則を侵害することが反復し持続する行動様式で，以下の 15 の基準のうち，どの基準群からでも少なくとも 3 つが過去 12 カ月の間に存在し，基準の少なくとも 1 つは過去 6 カ月の間に存在したことによって明らかになる。

人および動物に対する攻撃性

1. 他人をいじめ，脅迫，威嚇する。
2. 取っ組み合いの喧嘩を始める。
3. 他人に重大な身体的危害を与えるような凶器を使用したことがある。
4. 人に対して身体的に残酷。
5. 動物に対して身体的に残酷。
6. 被害者の面前で盗みをしたことがある。
7. 性行為を強いたことがある。

所有物の破壊

8. 重大な損害を与えるために故意に放火したことがある。
9. 故意に他人の所有物を破壊したことがある。

虚偽性や窃盗

10. 他人の住居，建造物，または車に侵入したことがある。
11. 物または好意を得たり，義務を免れるためしばしば嘘をつく。
12. 被害者の面前ではなく，多少価値のある物品を盗んだことがある。

重大な規則違反

13. 親の禁止にもかかわらず，夜間に外出する行為が 13 歳未満から始まる。
14. 親または親代わりの家に住んでいる間に一晩中家を空けたことが少なくとも 2 回，または長期にわたって家に帰らないことが 1 回あった。
15. 学校を怠ける行為が 13 歳未満から始まる。

B. その行動の障害は，臨床的に意味のある社会的，学業的，職業的機能の障害を引き起こしている。

C. その人が 18 歳以上の場合，反社会性パーソナリティ障害の基準を満たさ

ない。

　以上の診断基準より，素行障害は通常のいたずらや反抗よりも重篤であり，
6 カ月以上の長期間継続している必要がある。また，攻撃行動や所有物の破壊
などは行わないが，少なくとも 6 カ月持続する拒絶的，反抗的，挑戦的な行動
様式（かんしゃく，口論，要求や規則に従うことの拒否，他者をいらだたせる，
あるいは他者によって容易にいらだつなど）については「**反抗挑戦性障害**（op-
positional defiant disorder）」とよばれる。両者は反社会的行動の連続線にある
状態と理解できる一方で，発達障害と反社会的行動との関連性も指摘されてい
る。中村ら（2016）の調査では，発達障害をもつ子どもの約 3 割に反社会的行
動がみられ，5.5％が素行障害に該当していた。また，発達障害児の反社会的
行動には主診断が ADHD（Attention-Deficit/Hyperactive Disorder; **注意欠如・
多動症**）であることや，虐待，施設入所歴，家族の精神・発達的問題，不安定
な家庭環境が関係していた（中村ら，2016）。具体的には，発達障害と不適切
な養育の悪循環が認められる。原田ら（2010）によれば，過度の厳格，拒否／
拒絶，一貫性の欠如といった不適切な養育が影響して親子間の愛着形成が阻害
される。その前提として子どもが多動や不注意などの発達障害的特性をもって
いる場合，間違いを繰り返すことやこだわりが強い，周りの迷惑を考えない行
動をとることで親から上記のような関わりを受けることが多くなる。その結果，
自己評価の低下とともに親への怒りが湧くが，怒りを直接親に表現することは
さらなる親の怒りを招くため，行動が粗暴になったり弱い者いじめに向かうこ
とになる（原田ら，2010）。

　支援においてはこうした背景要因を踏まえ，保護者に対する子どもへの関わ
り方に関するカウンセリングやペアレントトレーニング，子どもに対するソー
シャルスキルトレーニング，攻撃性の低減に対する薬物治療，子どもの様子に
よっては入院治療の検討，学校と連携し当該生徒に対する共通認識をもった上
で対応を検討することなどを総合的に組み合わせて実施することが効果的であ
る（原田ら，2010；中村ら，2016）。心理職としては，上記ペアレントトレー
ニングやソーシャルスキルトレーニングの実施スキルを身につけ支援に活用す
ることや，学校との連携の中核役を担うことなどを通じて支援に参画すること

が期待される。

7.2.6 摂 食 障 害

摂食障害（eating disorders）は，食行動異常とそれに伴う認知や情動の障害を特徴とする精神疾患である。一般的に，「拒食症」とよばれる神経性食欲不振症／神経性やせ症（Anorexia Nervosa; AN）と，「過食症」とよばれる神経性大食症／神経性過食症（Bulimia Nervosa; BN）に分類される。また，DSM-Ⅳでは，いずれにも属さないものを特定不能の摂食障害（Eating Disorder not Otherwise Specified; EDNOS）と定めていたが，DSM-Ⅳが DSM-5 へと移行した後，それまでは EDNOS の一つであったむちゃ食い障害／過食性障害（Binge-Eating Disorder; BED）は独立した疾患に定められ，現在では，AN，BN，BED が摂食障害として分類されている。以下，摂食障害全国支援センター「摂食障害情報ポータルサイト（専門職の方）」と厚生労働省「e-ヘルスネット」の記載内容を引用し，AN と BN を中心に摂食障害の概要を説明する。

AN については，ボディイメージの歪みがみられ，明らかな低体重・低栄養状態にもかかわらず，患者はその重篤さを認識できない。患者の自己評価は体型・体重に大いに依存しており，体重が増えることを極端に恐れたり，さらに減量しようとしたりする。食事摂取量を著しく減らす患者がいる一方で，それだけでなく，反動で過食し，嘔吐や緩下剤・利尿薬の不適切な使用により体重増加を防ごうとする患者もいる。従来，神経性無食欲症や神経性食思不振症などとよばれてきたが，必ずしも患者の食欲は低下しておらず，肥満恐怖のために食事が食べられないのである。そのため，これまでの神経性無食欲症や神経性食思不振症という病名は疾患の本態を現していないとの指摘を考慮し，DSM-5 の日本語版では神経性やせ症という新しい病名がつけられた。

BN については，食行動異常の一つで，食のコントロールが困難となって，頻繁な過食がみられる疾患である。過食による体重増加を打ち消すための代償行動もみられる。代償行動には，自発性嘔吐，下剤乱用のほか，利尿剤乱用や，過食時間以外の極端な節食などもある。嘔吐や下痢（下剤乱用時）によってカリウムが失われ，低カリウム血症となる場合がある。不整脈を生じることもあ

るため，正常体重であっても，血液検査や心電図検査は必要である。嘔吐により唾液腺炎が起きたり，歯のエナメル質が溶けたりすることもある。心理面ではANと同じく，体重や体型が自己評価を左右する。体重は過食と代償行動のバランスで決まり，正常体重のこともあるため，周囲には気づかれにくい。夜間の過食嘔吐による疲労，体重増による抑うつ感などから，登校・出勤できなくなることもある。過食経費がかさみ，生活に支障をきたすことも多い。本人も症状を隠し，治療を受けないまま何年も経過することもある。体重は正常であっても過食嘔吐に伴う身体症状がみられることもあり，心身両面からの治療が必要な疾患である。ちなみに，BNとBEDについては，「BNにみられる反復的な不適切な代償行動はBEDではみられない」「BEDの人は，典型的には過食のエピソードとエピソードの間に体重や体型に影響を与える目的で，顕著なあるいは持続的な食事制限を行うことはない。しかし，BEDの人はダイエットをたびたび試みることを報告することもある」との点で相違があるが，顕著な食事制限とダイエットの違い，あるいは持続的な食事制限の「持続的」をどのように評価するのかが明らかでないことなどから，BNとBEDの分類が容易ではないことが指摘されている（中井・任，2016）。

ANは10代に，BNは20代に多いが，共に約90％が女性に発症している。このことから，特に女性をめぐる社会背景等が関連する疾患と理解される。AN，BN共にダイエットを契機に発症することが多い。またANは胃腸症状・食欲不振を契機に発症するが，多くの場合，発症前に心理的社会的ストレスを経験している。思春期・青年期女性の有病率はANが0.1〜0.2％，BNが1〜3％程度である。発症後は慢性に経過するか寛解と再発を繰り返すことが多く，ANが回復する割合は受診後4年未満では約30％，4〜10年で50％，10年を超えると70％が回復する一方，10％強は不変で10％近くが死亡する。BNは5〜10年で50％は回復，30％は再発，20％は不変で死亡率は0.3％である。

ANの治療は食行動の改善，それに伴う身体面の改善（体重増加・月経回復），心理面の改善，学校や職場での適応などを目標とする。認知行動療法，家族療法などの心理療法のエビデンスが報告されている。当事者は家族に連れられて受診することが多い。低栄養による身体・心理面への悪影響の教育は，

治療動機の確立にきわめて重要となる。その上で，食事は，三食の規則正しい
摂取を促し，少量より段階的に増量する。それらに伴いさまざまな葛藤や抵抗
が生じるため，支持的なケアも必要である。家庭や学校の協力も不可欠となる。
食事を摂取しても急激に体重が増加しないことを診察で共に確認し繰返し実感
してもらうことも，認知の修正には大切である。また，栄養療法により飢餓症
候群が改善されると，身体面のみならず認知面の改善がしばしばみられるため，
その点も患者に伝える。対人関係や家族関係に問題を抱えている場合も多く，
これらの調整は社会適応を促進する上で必要である。

　BN の治療は過食嘔吐の軽減，心理面の改善，学校や職場での適応の援助な
どを目標とする。当事者は「過食嘔吐をやめたい」と希望する場合と「対人関
係を何とかしてほしい」と希望する場合がある。症状軽減と心理的援助の両方
が必要だが，症状が重症で生活が破綻しているような場合は，症状のコントロ
ールを行ってから心理面の援助を行う。AN，BN いずれも外来での治療を開
始するが，低体重が著しい場合，生活リズムを改善できない場合，重症の身体
合併症や全身衰弱が強い場合は入院治療も行う。

7.3　ま と め

　本章では，小児・思春期にみられる諸問題を概観した。各項で取り上げた問
題は，他項で取り上げた問題も絡むなど，複合的な様相を呈している。また，
小児・思春期における愛着形成を基盤とした自立という発達段階を経ることが
かなわなかった場合に，さまざまな心身の不調を呈することが各問題の共通項
として理解できる。心理職は，このような発達段階および発達課題に対する知
識を十分に学んだ上で，子どもと接した際に，どのような要因を背景に発達上
のつまずきが生じているのかを丁寧にアセスメントを行う必要がある。その上
で，心理職として発揮できる専門のスキル，具体的には個人およびグループカ
ウンセリング，グループワーク，家族支援のほか，コンサルテーションにより
連携の中核を担うことなどで力を発揮し，子どもの支援にあたることが望まれ
る。

コラム 7.1	家族支援の重要性

　本章で概観した通り，小児・思春期のクライエントを支援する上では，家族に対する働きかけが本人支援と同等，あるいはそれ以上に重要な意味をもつことを理解してもらえたのではないだろうか。ここでは，具体的に家族が子どもの心に与える影響について補足的に解説する。

　特に不登校の事例で多いのは，勉強の苦手な本人に対して，家族が勉強へのプレッシャーをかけ続け，それが子どもの負担となり，心身の不調をきたすパターンである。家族にとっては，わが子が勉強をせずにゲームばかりに取り組むことは黙って見過ごすことはできず，どうしても叱責を与えがちである。しかし，本人の視点に立てば，苦手な勉強に毎日取り組む苦労やストレスを少しでも解消する手段としてゲームをしたいのである。実際の支援では，家族の本人に対する勉強への期待をどのように調整し，子どもに接していくのかを考えていくことになる。

　また，家族と本人のパーソナリティが異なるため，家族が本人のしていることを見ていられず叱責が多くなり，本人がストレスを強く感じた結果，本章で取り上げたようなさまざまな症状につながる場合も散見される。家族とはいえ個々人の基本的パーソナリティはそれぞれ異なるものである。また，家族の言動は身近であるがゆえによく見えてしまう。よって，お互いの言動が自分の好みや価値観に合わないとイライラが募ってしまいがちである。

　以上のことから，家族が子どものパーソナリティや物事のとらえ方，好みなどを尊重する姿勢が，子どもの心の諸問題への支援，あるいは予防の上では欠かせない。心理職は，家族が子どもに対する寛容性を獲得できるよう，カウンセリングを通じて支援を行うことが必要である。

●練 習 問 題

1. 乳幼児期，学童期，青年期の発達課題について，各年代に分けて具体的に説明してください。

2. 知的障害と発達障害に対する支援の要点を述べてください。

3. ひきこもりに対する支援として重要な5つの要点と，それぞれの要点に対して心理職として発揮できる専門性について論じてください。

●参 考 図 書

子育て支援合同委員会（監修）「子育て支援と心理臨床」編集委員会（編）（2010
　　〜）．子育て支援と心理臨床　福村出版

　子どもをめぐる心理臨床的テーマ（愛着，発達障害，プレイセラピー，思春期の子育て支援など）に関して，その時々に組まれた特集が網羅的に把握できる入門書。

本田 秀夫（2013）．子どもから大人への発達精神医学――自閉症スペクトラム・
　　ADHD・知的障害の基礎と実践――　金剛出版

　DSM-5 における神経発達症群の理解と対応について，具体的な方法論が豊富に盛り込まれた書。発達障害臨床の実際を理解する上で役に立つ。

森田 洋司（編著）（2003）．不登校―その後――不登校経験者が語る心理と行動の軌
　　跡――　教育開発研究所

　不登校経験者がその後どのような軌跡を経て社会復帰を果たしたのか，当事者による語りが豊富に盛り込まれた書。不登校当事者の心理の理解に役立つ。

日本臨床心理士会（監修）江口 昌克（編）（2017）．ひきこもりの心理支援――心理
　　職のための支援・介入ガイドライン――　金剛出版

　ひきこもり研究および支援の第一人者らによる，家族支援や親なき後を見据えた支援までが包括的に論じられた実践的書。

杉山 登志郎（2007）．子ども虐待という第四の発達障害　学研プラス

　虐待が子どもの脳の発達にも深刻な影響を及ぼすことを示した書。発達障害と虐待との接点や支援のあり方を学ぶ上で役立つ。

8

精神科における成人期・高齢期の医療と心理的支援

　成人期以降の精神科では，慢性的な精神疾患を対象とすることが多い。入院患者の多さが国際的にも課題として指摘されている中，心理職の職業倫理が問われる職場でもある。

　統合失調症，うつ病，神経認知障害（認知症）などの基本的な疾病概念，経過，心理的支援の方法を理解する必要がある。また，慢性期の経過をたどりやすいこれらの疾患への支援では，心理検査の中では認知機能検査，心理療法の中では集団療法などのグループアプローチ，デイケアやアウトリーチ活動といった生活の中での心理支援など，他の領域と異なる支援の特徴がある。心理職が単にテスターとしてではなく，治療，社会復帰に貢献するためにも多職種連携のもとで活躍できる人材が求められている。

8.1 精神科医療の現状と患者像

8.1.1 統計からみる患者像——患者増，長期入院と高齢化の課題

2020年の患者調査（厚生労働省，2020）では，主に精神科を利用していると考えられる精神および行動の障害の総患者数は約500万人となっているが，その9割以上が成人の患者である。また，精神科病床の入院患者数は約30万人，その平均入院期間は約300日である。内科的な疾患と比較して入院期間が長く，特に統合失調症およびその関連障害においては500日超と，先進諸外国と比較すると，入院患者数も入院期間も突出している。2022年，国連の障害者権利委員会は，日本に対して精神科の強制入院を可能にしている法律の廃止を求めるなど，国際的にも問題視されている。

しかし，精神疾患の患者数の年次推移（図8.1）をみると，精神疾患患者数は増え続けている。入院している精神疾患患者のうち，特に増加が著しいのは，気分（感情）障害および認知症の患者数である。2002年の同調査でもっとも多かった精神疾患が統合失調症であったのに対して，2020年では気分（感情）障害が大きく増加し，統合失調症と認知症，神経症性障害等がほぼ同数となっている（図8.2）。

精神疾患の入院患者は老年期の患者が半数近くを占めており，成人期では統

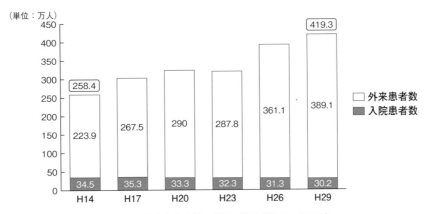

図8.1 **精神疾患患者数の推移**（厚生労働省，2020）

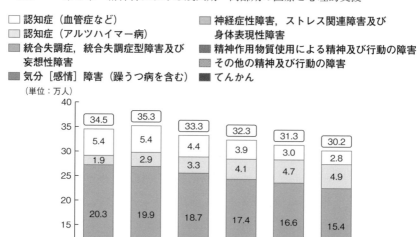

図8.2　**精神疾患入院患者数の疾患別推移**（厚生労働省，2020）

合失調症，気分障害，神経症性障害が多いのに対して，老年期にはアルツハイ
マー病や血管性の認知症がもっとも多くなっている。

　これらの統計からは，精神科の患者は，

①近年，外来患者数が増加している

②入院患者では統合失調症関連の患者が多く，減少傾向ではあるものの入院が
長期にわたっている

③社会の高齢化に伴い認知症の患者が増加している

などの特徴をもっていることがわかる。

　このように，近年の精神科の動向からは，精神科に在職する心理職には，こ
れまでも必要とされてきた神経症や気分（感情）障害を対象とした心理的支援
に加えて，器質障害や統合失調症などへの心理学的理解や心理的支援について
の知識と技術が，一層求められている。

8.1.2 日本の精神科医療の課題と今後の方向性

　精神保健福祉法においては，精神科医療について入院医療から地域での支援を中心にするという方向性を示しているが，実現には程遠い現状がある。たとえば，統合失調症の平均入院期間をOECD加盟国と比較すると（表8.1），日本は2位の韓国と比べても突出して長く，また病床数も圧倒的に多い。

　一方で，日本の精神科医療の遅れの背景には，患者支援の責任のほとんどを家族が担わなければならず，その負担軽減に精神科病床が一定の役割を果たしている側面もある。また，重大な罪を犯した人に精神障害があったことが報道されると，錯誤相関によって国民が過剰に精神障害自体を恐れ，社会不安が増大する。その結果，精神障害者に対する偏見や差別が助長され，患者の社会復帰の妨げになり，本来ならば急性期を過ぎて地域での生活が可能な患者が，退院できずに精神病院での生活を続けてきたという歴史もある。入院の必要がない精神障害者が，急性期を過ぎた後に早期に社会復帰していくためには，家族に集中している患者の支援を，地域や社会が担う体制が必要である。特に成人となった精神障害者が地域で自立して生活していくためには，患者が入院後もできる限り早く社会との接点をもち，患者本人の生活上の不安に伴走支援することはもちろん，患者の退院後も家族に過度の負担がかからないようにしながら，患者の症状の悪化を防ぐための支援が精神科医療には求められている。

表8.1　**精神病床数と平均在院日数の国際比較**（OECD, 2015）

	2012年 精神病床数（床/千人）	2014年 平均在院日数（日）
ベルギー	1.7	10.1
フランス	0.9	5.8
ドイツ	1.3	24.2
イタリア	0.1	13.9
日本	2.7	285
韓国	0.9	124.9
スイス	0.9	29.4
イギリス	0.5	42.3

※各国により定義が異なる。

8.1.3　精神科医療と人権

　医療法では，病院や病床，入院の種類を図8.3，図8.4，表8.2のように定めている。

　このように病院や病床を区分しているのは，患者の特徴に合わせて，付帯施設や人員配置の基準を定めているからである。精神科に着目すると，精神病床は，1958年に当時の厚生省から出された通知を根拠に，他の一般病床と比べると長期に入院する療養病床と同程度の職員配置となっている。これは**精神科特例**とよばれ，この特例が原因となり職員不足からくる身体拘束の増加や，空床を埋めるための認知症患者の安易な入院につながっているという指摘もある（東，2020）。

　入院の種類には，患者自身が入院に同意した上で入院する任意入院だけでな

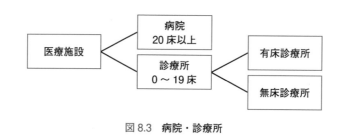

図 8.3　病院・診療所

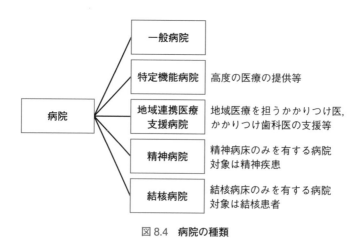

図 8.4　病院の種類

表 8.2 病院の人員配置標準 (厚生労働省, 2010)

	一般病床	療養病床	精神病床		感染症病床	結核病床
定義	精神病床,感染症病床,結核病床,療養病床以外の病床	主として長期にわたり療養を必要とする患者を入院させるための病床	精神疾患を有する者を入院させるための病床		感染症法に規定する一類感染症,二類感染症及び新感染症の患者を入院させるための病床	結核の患者を入院させるための病床
			大学病院等	以外の病院		
人員配置標準	医師16:1 薬剤師 70:1 看護職員 3:1	医師 48:1 薬剤師 150:1 看護職員 4:1 看護補助者 4:1 理学療法士及び作業療法士 病院の実情に応じた適当数	医師 16:1 薬剤師 70:1 看護職員 3:1	医師 48:1 薬剤師 150:1 看護職員 4:1	医師16:1 薬剤師 70:1 看護職員 3:1	医師16:1 薬剤師 70:1 看護職員 4:1

く,医療保護入院,応急入院,措置入院などのように,本人の意思に反した入院が制度的に認められている（**表 8.3**）。精神科で行われるこれらの入院は,閉鎖病棟で処遇されることが多く,患者の人権侵害につながりやすいことから,どのような入院の種類であっても,患者には**表 8.4** のような権利が認められている。

もっとも厳格な行動制限である身体拘束は,精神保健福祉法第 37 条 1 項の規定に基づき厚生労働大臣が 1988（昭和 63）年に定めた基準で運用されている。患者本人や周囲の者に危険が及ぶ可能性が著しく高く（**切迫性**）,隔離や身体的拘束以外の方法ではその危険を回避することが著しく困難である（**非代替性**）と判断される場合に,その危険を最小限に減らし,患者本人の医療や保護を目的として,精神保健指定医の判断で隔離,拘束が行われる。特に身体拘束は,代替方法が見出されるまでのやむを得ない一時的な方法（**一時性**）であり,できる限り早期に他の方法に切り替えなければならないとされている。しかし実態としては,精神病院における身体拘束者数は,20 年間で倍増してい

表 8.3　**入院の種類**（精神保健福祉法より作成）

入院の種類	入院条件			説明
	患者本人の同意	精神保健指定医の診察	その他	
任意入院	要	不要	書面による本人意思の確認	• 本人の申し出による退院可能 • 指定医の判断で 72 時間以内の退院制限ができる
医療保護入院	得られない	1 名	家族等の同意	• 入退院後 10 日以内に知事に届出が必要
応急入院	得られない	1 名	医療または保護の依頼があるが，家族の同意が得られない	• 入院期間 72 時間以内のみ • 入院後すぐに知事に届出が必要 • 知事指定病院に限定される
措置入院	得られない	2 名以上	自傷・他害の恐れあり	• 国立／都道府県立精神科病院，指定病院に限定される
緊急措置入院	得られない	1 名	自傷・他害の恐れが著しく急を要する	• 入院期間 72 時間以内のみ • 暫定的

表 8.4　**入院患者に認められている権利**
（国立研究開発法人 国立精神・神経医療研究センター　精神保健研究所）

①信書の発受（手紙を出したり，受け取ること）
本人の同意なしに病院職員が手紙を開封し中身を閲覧することや，手紙を出したり受け取ることの制限は禁止されている。
②人権擁護に係る行政職員や弁護士との電話・面会
都道府県・地方法務局などの人権擁護に関する行政機関の職員や，入院中の患者の代理人である弁護士との電話・面会，および本人又は家族等の依頼により本人の代理人になろうとする弁護士との面会は制限されない。
③処遇改善請求・退院請求
自分の入院中の処遇に対する改善や退院を都道府県に請求する権利がある。
④医療機関の告知義務
患者は入院の種類にかかわらず，自分の入院の種類，入院中の制限や権利，上記のような権利について，十分に説明され，文書で告知される。

る（厚生労働省，2022）。

　身体拘束が一向に減少しない背景には，精神科特例に基づいた手薄な人員配置や入院患者における認知症者の増加があるが，患者家族が患者の転倒などを恐れて身体拘束を要望する場合もあり，解決は容易ではない状況が続いている。このように精神科医療では，患者や家族はもちろん，医療スタッフも倫理と現

実の狭間で葛藤を抱えている。心理職として精神科医療に携わる際には，人権が容易に侵害され得る環境に患者がおかれていることを認識し，高い職業的倫理観をもつことが要求される。

8.1.4　精神科における心理支援の場

日本公認心理師協会が実施した調査（日本公認心理師協会，2022）では，公認心理師が在職している精神科 266 カ所において，公認心理師が普段からよく行っている支援対象は表 8.5 の通りであった。

成人期以降の患者に対する精神科医療では，心理職は主に，精神疾患全般，認知症，高次脳機能障害／脳血管疾患への心理支援を行っていることがわかるだろう。

心理支援の具体的内容についてみると，心理検査の実施やチーム医療・連携はどの疾患においても高い割合で実施されている。一方，アウトリーチや集団への心理支援の実施率はきわめて低い。精神疾患全般ではそれらに加えて外来・入院患者の個人面接や家族支援，本人への心理教育を行っている。認知症においては検査とチーム医療以外では家族支援が 4 割程度実施されているものの，それ以外の心理支援の実施率は高くない。高次脳機能障害では家族支援に加えて，外来・入院患者個人への心理支援が行われている（図 8.5）。この統計を踏まえると，精神科において心理職に必要とされる知識・技術は，心理アセスメント全般の知識と多職種との連携やそのための医療知識，個人への心理

表 8.5　**精神科において公認心理師が支援する主な疾患**（日本公認心理師協会，2022）

	n	(%)
小児の精神疾患	266	(39.3)
精神疾患全般（高次脳機能障害／脳血管疾患・認知症を除く）	555	(82.1)
高次脳機能障害／脳血管疾患（認知症を除く）	138	(20.4)
認知症	310	(45.9)
小児の身体疾患	43	(6.2)
周産期	75	(11.1)
腎疾患／糖尿病	33	(4.9)
心疾患	35	(5.2)
がん／緩和ケア	102	(15.1)

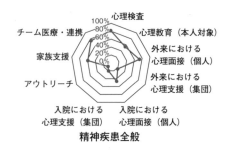

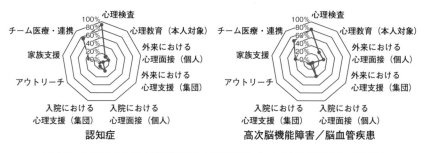

図 8.5　**疾患別の公認心理師による支援の状況**（日本公認心理師協会，2022）

支援ということになる。

　ところで，わが国ではすでに高齢化率が高まり，従来の病院中心の医療の限界を迎えている。そのため，精神科医療も，地域包括ケアシステムのもとで地域移行が進められている。現在，集団への心理支援やアウトリーチは実施数としては少ないものの，精神科医療の地域移行に向けては，本来は必要とされる支援である。

　さらには，医療で提供できる検査や治療・支援は，2年ごとに見直される診療報酬体系に左右される。公認心理師が精神科の中で実施して診療報酬が得られる支援の種類は改定のたびに増えてはいるものの，その数はきわめて限定的である。表 8.6 に 2022 年に改定された診療報酬において，公認心理師が関与する業務を示した。本来必要な心理支援が患者に届くためには，公認心理師の実施する心理支援が診療報酬体系に組み込まれていく必要がある。その過渡期である現在は，心理職が精神科においてすでに提供している心理支援にとどま

表 8.6　診療報酬における公認心理師の記載

実施者に「公認心理師」の記載がある項目	施設基準・算定要件に「公認心理師」の配置に関する記述がある項目	臨床心理・神経心理検査
入院集団精神療法 通院集団精神療法 入院生活技能訓練 依存症集団療法（薬物依存症・ギャンブル依存症） 精神科ショート・ケア 精神科デイ・ケア 精神科ナイト・ケア 精神科デイ・ナイト・ケア 重度認知症デイ・ケア 小児特定疾患カウンセリング料	精神科急性期治療病棟入院料 児童・思春期精神科入院医療管理料 精神療養病棟入院料 認知症治療病棟入院料 地域移行機能強化病棟入院料 精神科リエゾンチーム加算 依存症入院医療管理加算 摂食障害入院医療管理加算 通院・在宅精神療法の児童思春期精神科専門管理加算 救急患者精神科継続支援料 ハイリスク妊産婦連携指導料 通院・在宅精神療法 療養生活環境整備指導加算	種類：発達及び知能検査／人格検査／認知機能検査その他の心理検査 ※通知「臨床心理・神経心理検査は，医師が自ら，又は医師の指示により他の従事者が自施設において検査及び結果処理を行い，かつ，その結果に基づき医師が自ら結果を分析した場合にのみ算定」

らず，本来必要な心理支援とは何かを考え，その知識や技術を研鑽することが望まれる。

8.2　成人期の代表的な疾患の心理社会的課題と支援

　ここまで，精神科医療の現状とその患者像について概説してきた。本節では，精神科において成人期によくみられる代表的な疾患の概要と支援について概観する。

8.2.1　統合失調症

1. 概　　要

　統合失調症は，国を問わずその有病率は 1％前後であり，文化や生活環境による有病率の差がないことから，生物学的に生じた機能障害であると考えられているものの明確な原因はわかっていない。しかし，結果としてドーパミンやセロトニンなどの神経伝達物質の機能異常が生じていることから，治療薬はこ

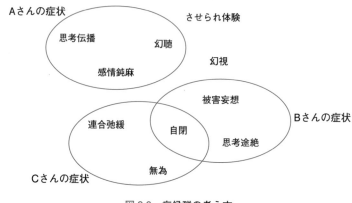

図 8.6　症候群の考え方

れらの神経伝達物質に作用するものが用いられている。

　現在，**統合失調症**は，「中核症状」のような必須の症状をもった一つの疾患ではなく，同時に生じる可能性のある多数の症状のうちのいくつかの症状をもつ一群であると考える「症候群」とみなす考え方が優勢となっている（図8.6）。そのため**表 8.7** に示す症状は，患者が呈しやすい症状ではあるものの，すべての患者に生じるわけではなく，一人ひとり症状の現れ方は異なる。

　発症時には幻覚・妄想などの陽性症状が生じやすく，慢性期になると陰性症状が優勢になることが多い。また陽性症状が強くなると，病識が希薄となり，受診の遅れや家族との人間関係のこじれの原因となることがある。

2. 典型的な経過と支援

　10 代後半から 20 代で多く発症し，人間関係の些細なトラブルや過労などの心身のストレスが契機となって，最初は体調不良や疲れ，不眠などの自律神経の症状や，比較的程度の軽い妄想気分や妄想知覚の症状が認められることが多い。

　これらの症状が徐々に強まってくると，社会生活にも影響をきたす。学校や職場の人が自分の噂話をしているように感じたり，誰かに監視されているように感じたりして，落ち着いていられる場所が少なくなり，自室に閉じこもりがちになる。同居している人がいる場合はこの頃に異変に気づいて受診を勧める

表 8.7　統合失調症にみられる症状

症状カテゴリ		症状
妄想・幻覚	関係妄想	できごとのすべてが自分とどこかで関係していると感じる
	妄想気分	いつもとは何かが違っていると確信する
	妄想知覚	できごとに急に意味が感じられたり伝わったりする
	思考伝播	考えたことが常に監視され，自分の考えが伝わると感じる
	注察妄想	周囲の人が自分を探るように見ると感じる
	追跡妄想	自分の後をつけられていると感じる
	被害妄想	自分が不当に扱われたり，被害にあったりしていると感じる
	誇大妄想	自分が特別な存在，偉大な存在のように思える
	幻聴	他者の考えが言葉となって聞こえてくる（否定的なものが多い）
	思考化声	自分が考えていることが声となって聞こえる
	対話形式の幻聴と独語	幻聴に対して言葉で応答する（独り言のように見える）
	幻視	存在しないものが見える
	体感幻覚	人から触れられているように感じたり，他者が自分の体の感覚で何かを伝えてきていると感じる
	させられ体験	自分の思考や行動が誰かに操られていると感じる
感情と意欲の障害	無関心	周囲のできごとに関心を示さない
	感情鈍麻	感情が乏しくなり，平板化して喜怒哀楽を表現しなくなる
	無為	何もやる気なくただぼうっとしている
認知と思考の障害	連合弛緩	意味記憶の連合が緩み，発言や会話の意味が周囲にはわからない
	思考途絶	自分の考えが急に中断してしまい，それ以上考えることができなくなると感じる
	思考奪取	自分の考えていることが誰かに抜き取られてしまうと感じる
	思考挿入（思考吸入）	自分が考えてもいないことがふいに頭に入ってくる
	言語新作	患者オリジナルの言葉を造語する
	支離滅裂	思考の脈絡がなくなる。「言葉のサラダ」
その他の障害	不安　自閉　興奮　自傷・自殺　空笑（脈絡なくニヤリと笑う）	
	緊張病症状の合併	
	昏迷	急に体を固くしてこわばらせて動かなくなる
	拒絶症	食事・入浴・着替えなどの日常生活動作を拒否する
	硬直	全身を曲げたり伸ばしたりしたまま動かなくなる
	蠟屈症	他者がある姿勢をとらせると，その姿勢のままでいる
	常同	同じ行動を繰り返す
	反響動作	他者の動作を模倣する
	気分障害の諸症状の合併	

陽性症状

陰性症状

が，すでに症状が進んでいる場合には，家族の助言が信用できず被害的にとらえ，さらに強固な閉じこもりやパニックを引き起こすこともある。この場合は，本人が医療機関の受診を拒むことから家族が悩み，精神保健福祉センターや保健所が相談窓口となってようやく受診に至る。

　症状が強く，自傷他害のおそれがある場合には，入院治療も検討されるが，必ずしも患者全員に入院治療が必要というわけでもなく，外来通院と薬物療法のみで症状が軽減されることも少なくない。薬物療法により急性期の強い陽性症状が落ち着いてくると，その反動で疲れが自覚されて意欲がない状態になることがあるが，規則正しい生活リズムと服薬の継続によって，徐々に回復していく。回復に向かい始めると患者に焦りが生じやすく，回復を急ぎすぎたことによるストレスで調子を崩してしまう場合がある。この時期は，社会復帰に向けて支援者が伴走しながら，前向きな姿勢で相談に乗るとともに，精神科デイケアや各種の心理社会的リハビリテーションを通して機能の向上を図っていく。

　急性期には薬物療法と休養が中心であることが多く，心理的支援は，回復期や安定期に入ってから社会適応のための支援に位置づけられる。これらの支援は心理職だけでなく，心身の症状のコントロールや機能回復を医療職・リハビリテーション職が，福祉サービスや日々の生活支援，就業支援などを福祉職が同時に担うことから，多職種によるチームでの支援が基本となる。

3.　心理的支援

(1)　認知行動療法

　統合失調症の妄想を，認知の歪みと位置づけ，その修正を図るために**認知行動療法**が用いられている。主に気分障害への介入として発展した認知行動療法は，心理教育と認知行動的トレーニング，ホームワークからなる構造的な介入である。統合失調症への介入として用いる際には，妄想そのものの解消を目的とするのではなく，症状に伴う患者の苦痛の軽減を目的とすることで，その効果のエビデンスが示されている（菊池，2007）。

(2)　認知リハビリテーション

　統合失調症では，ワーキングメモリや流暢性などの認知機能障害が指摘されている。グループによる統合心理療法，社会的認知の改善に焦点をあてた認知

機能促進療法，就業に向けた認知訓練である神経認知促進療法，統合失調症に特化した認知機能改善療法などがある。

これらの**認知リハビリテーション**では，症状が安定した統合失調症の患者に対して，統合失調症の認知機能障害のエビデンスに基づいて，たとえば概念化の訓練としてストループ課題などの機能向上のためのトレーニングを行う。

(3) SST（ソーシャルスキルトレーニング）

社会生活で必要となる対人スキルを獲得することを主な目的として行われるSST（ソーシャルスキルトレーニング）は，統合失調症への心理社会的介入として比較的早期から実施されてきた。

統合失調症の社会的認知の障害は，陽性症状が落ち着き，社会復帰が可能な程度の症状に落ち着いてきても，社会生活を難しくさせる。たとえば，他者の些細な表情や空気を読みとって臨機応変に対応する，他者からの受け入れられない提案をやんわりと拒否する，といった他者との関係を良好に維持することに苦手さをもつ。

SST では，社会生活の中でよくある対人場面を具体的に設定し，ロールプレイ等を通して，どのような行動をとるとよいのかを行動理論に基づいて学習する。

8.2.2 うつ病

1. 概　要

うつ病では，抑うつ気分を中心として，意欲や集中力の低下などの精神症状に加えて，自律神経の失調，睡眠障害，急な体重の増減や食欲の異常などの身体症状を伴うことが多い。特に高齢者では抑うつ感が前面に現れず，いわゆる不定愁訴を繰り返す背景にうつ病があることもある。またうつ病は，「心の風邪」「10 人に 1 人が一度は罹患する病気」とよばれることがあるように，生涯有病率は確かに高いが，こうした表現が時に「気にしすぎ」「心のもちよう」などのように，周囲の安易な理解につながってしまうことには留意する必要がある。重篤になると，精神運動制止や妄想などが生じることもあり，また約15％に自殺企図があることなどからも，うつ病の症状を決して侮ってはいけな

い。自殺リスクや身体症状のアセスメント，服薬支援，心理的介入や復職支援などが多職種のチームで行われる必要がある。

2. 典型的な経過と支援

　抑うつを訴えて受診した患者に対して，他の身体疾患を除外した上で，うつ病の診断がつくと，患者や家族への心理教育，休養や仕事の調整，薬物療法などが並行して行われる。症状が強く自殺企図の危険性が高い場合や，休養のために必要と判断された場合は入院治療を行う。

　外来治療の患者の場合は，患者の同意を得ながら心理支援を比較的早期に導入するが，入院治療となったうつ病患者では，疲労が激しく精神的活動それ自体がストレスとなってしまうことも少なくない。このような状態の患者にとって，多少なりとも自己の洞察を含んだ心理的介入は負荷が大きいことから，ある程度症状が安定してから心理支援を導入することが多い。入院当初，心理職は医療チームのメンバーとして，挨拶やごく短い世間話を通して，患者の抑うつの状態をアセスメントし，医師等と情報を共有しながら，心理支援のタイミングを見定める。心理支援が始まってからは，介入効果を他の職種とも共有し，たとえば精神科デイケアでのスタッフからの助言等が，心理介入の目的とは相反するものである場合に患者は混乱してしまうことから，多職種間で齟齬を生まないように配慮する。また回復期には社会復帰に向けて，家族や職場の環境調整を行い，時には職場の産業医や保健スタッフとも連携して復職支援を行うことが重要である。

3. 心理的支援

(1) 認知行動療法

　うつ病の心理的支援として開発された**認知行動療法**は，うつ病患者がもつ自動思考や認知の歪みに着目し，行動変容の技法や学習理論を用いて，偏った思考や認知をより現実に基づいたバランスのよい認知に近づけ，行動を修正していく介入プログラムである。心理教育，行動実験や曝露法などいくつかの技法が組み合わされた10〜20回程度のセッションからなるプログラムとなっており，患者はセッションとセッションの間に，自分の自動思考や行動，感情などを振り返り記入するホームワークを実施する。次のセッションでは治療者が一

緒にワークを振り返りながら，動機づけを高め，よりバランスのとれた認知を
強化していく。

　個人を対象としたもの，集団で行うもの，近年はオンラインを活用したもの
まで多様なプログラムがあるが，ケース・フォーミュレーションに基づいた介
入のための仮説を立て，それに基づいた介入を選択して，効果を検証しながら
スモールステップで着実に効果を積み上げる方法がとられる点は共通しており，
うつ病に対する高いエビデンスのある心理支援である。

(2) 復職支援（リワーク）プログラム

　復職支援（リワーク）プログラムとは，会社等で働いていた人が休職してう
つ病の治療を受け，回復して再び組織で働くことができるようにするための支
援プログラムである。比較的治療の早い段階から参加することができるプログ
ラムの場合には，病気の理解や自己理解などの講義，集団精神療法が組み込ま
れていることもある。またある程度回復してきてから参加することが想定され
たプログラムの場合には，より会社の環境への適応に特化して，業務への集中
力を養うための個人作業の時間や，職場での人間関係を想定した集団SSTな
どがプログラムに含まれていることが多い。

　復職支援プログラムは，おおむね数カ月程度の計画で精神科デイケアの中で
実施されることが多い。負荷の軽い作業から始め，徐々に負荷や時間を延長し
て，組織で仕事をする生活リズムに心身の状態を適応させていく。定期的に患
者と面接の場をもち，支持的に話を聞いて回復への意欲を高めながら，問題解
決能力の向上を図る。したがって個別の面接では，過去への内省を促すことよ
りも，動機づけ面接や解決志向アプローチによる面接が役に立つ。

8.3 高齢期の代表的な疾患の心理社会的課題と支援

8.3.1 神経認知障害（認知症）

1. 概　　要

　認知症は，一度獲得した認知機能が低下し，不可逆的に進行した結果，日常
生活に支障をきたした状態を指す用語である。加齢に伴い認知機能の一部は低

表 8.8　神経認知障害の診断基準（DSM-5-TR）
（American Psychiatric Association, 2022 髙橋・大野監訳 2023）

A. 1 つ以上の認知領域（複雑性注意，実行機能，学習および記憶，言語，知覚−運動，社会的認知）において，以前の行為水準から有意な認知の低下があるという証拠が以下に基づいている：
　(1) 本人，本人をよく知る情報提供者，または臨床家による，有意な認知機能の低下があったという懸念，および
　(2) 標準化された神経心理学的検査によって，それがなければ他の定量化された臨床的評価によって記録された，実質的な認知行為の障害
B. 毎日の活動において，認知欠損が自立を阻害する（すなわち，最低限，請求書を支払う，内服薬を管理するなどの，複雑な手段的日常生活動作に援助を必要とする）。
C. その認知欠損は，せん妄の状況でのみ起こるものではない。
D. その認知欠損は，他の精神疾患によってうまく説明されない（例：うつ病，統合失調症）。

下するが，こうした生理的変化による認知機能の低下とは区別されるもので，認知症には必ず原因疾患がある。なお，認知症と正常加齢の間の状態で，正常加齢よりも認知機能の低下があるものの日常生活で支障が出ていない状態は，**軽度認知障害**（Mild Cognitive Impairment；MCI（DSM-5 では Mild Cognitive Disorder））とよばれている。DSM-5 では，認知症と軽度認知障害を合わせて**神経認知障害**とされている。認知症は「物忘れの病気」と思われがちだが，**表 8.8** の認知症（神経認知障害）の診断基準では，必ずしも記憶障害がある必要はなく，何らかの認知機能の障害があり，それまでの生活上の行為水準から明らかに低下して自立が損なわれている場合には診断がつく。

　認知症の原因疾患は，変性疾患であるアルツハイマー病やレビー小体型認知症などのほか，非変性疾患である血管性認知症，中枢神経感染症，頭部外傷などがある。脳腫瘍，正常圧水頭症などは認知症の症状をもたらすものの，それぞれの治療によって認知機能が改善する可能性があるため治療可能な認知症（treatable dementia）といわれることもある。

2. 典型的な経過

　変性疾患では脳神経の病理的な変化が原因となり，その病変が生じる部位によって症状が異なる。アルツハイマー病では海馬付近から病変が認められるこ

とから，記憶機能の低下から症状が現れる。一方，レビー小体型認知症では後頭葉や小脳での病変から始まるため，記憶障害以上に，幻視や錯視，パーキンソン症状，症状の変動性などが現れやすい。

　患者の認知機能障害により，生活機能・身体機能の低下が徐々に認められるようになるため，生活支援が必要になり，やがて身体介助，寝たきりへと進行する。認知機能の低下は徐々に生じるため，初期には，患者自身も異変に気づくことも多い。ただし，明確な病識があって自ら受診する場合もあれば，病識があってもそれを否認する場合，病識自体がないようにみえる場合もある。

　患者の認知機能障害は，同居家族とのディスコミュニケーションを生みやすい。たとえばエピソード記憶障害のある患者では，家族と一緒に夕食を食べたという体験は記銘されない。しかし，家族にはその体験が記銘されているので，両者に体験の違いが生じるのである。こうしたディスコミュニケーションが，家族関係の悪化や家族介護者の心理的負担の増大につながる。

　中期になると，認知機能全般にさまざまな障害が生じる。行動のまとまりがなくなり，日常生活動作全般にわたって支援が必要となる。見当識障害が著しくなり，自分がどこにいて，何をしようとしているのか，どういう人間なのかということがわからなくなり，患者の不安も増大する。しかし，その不安の原因を内省するための認知機能自体が低下しているため，自分の混乱を自ら収めることができず，落ち着かずに歩き回ったりする。やがて言語機能が低下してくると，発語自体が減少し，身体機能も低下して寝たきりになる。

　認知症の患者が精神病院に入院するもっとも大きな理由は，混乱が強くなった認知症の症状に対する薬物治療だが，家族の介護負担に対するレスパイト（休息）という意味での入院もある。長期入院の原因の一つは社会的入院となっている。

3. 心理支援

(1) 認知機能検査

　精神科の認知症患者に対する心理職の役割は，まず心理アセスメントである。診断の補助として行われるスクリーニング検査（**表8.9**）や，鑑別診断や病巣の同定のための知能検査・神経心理学検査，生活支援に活用するための**認知機**

表 8.9　認知症診断のための主なスクリーニング検査

---

1. **HDS-R（Hasegawa's Dementia Scale-Revised；改訂長谷川式認知症スケール）（所要時間 10 分以内）**

年齢，見当識，3 単語の即時記銘と遅延再生，計算，数字の逆唱，物品記銘，言語流暢性の 9 項目からなり，記憶機能を中心として認知症疑いを簡便にスクリーニングする検査。30 点満点。HDS-R は 20 点以下が認知症疑い。特別な用具がいらないことから，日本では広く活用されている。

2. **MoCA（Montreal Cognitive Assessment）（所要時間 10 分程度）**

日本では MoCA-J（Japanese version of MoCA）として販売されており，視空間・遂行機能，命名，記憶，注意力，復唱，語想起，抽象概念，遅延再生，見当識からなる。特に，軽度認知機能障害 MCI をスクリーニングすることができる。25 点以下が MCI と判断される。

3. **DASC-21（Dementia Assessment Sheet for Community-based Integrated Care System-21 items；地域包括ケアシステムにおける認知症アセスメントシート）（所要時間 5〜10 分）**

認知機能障害と生活機能障害（社会生活の障害）に関連する行動の変化を評価する，21 項目からなる尺度。コメディカルや介護職員など，地域包括ケアシステムの担い手となる専門職が施行しやすい。

4. **MMSE（Mini-Mental State Examination；ミニメンタルステート検査）（所要時間 10 分以内）**

国際的にひろく用いられている簡易な認知症のスクリーニング検査。HDS-R と類似した項目が多いが，書字や模写など，患者が書く行為が検査に含まれている点で異なる。時間の見当識，場所の見当識，3 単語の即時再生と遅延再生，計算，物品呼称，文章復唱，3 段階の口頭命令，書字命令，文章書字，図形模写の計 11 項目から構成される。30 点満点で，23 点以下が認知症疑いと判断される。なお，27 点以下は軽度認知障害（MCI）が疑われる。

能検査が主として行われる。患者はなぜ心理検査を受ける必要があるのかを理解しづらく，また心理検査を受けること自体への抵抗から，検査を拒否することもある。検査前に十分なラポール形成を行い，検査実施の際もできるだけ自然な会話となるように心がける。時間をかけすぎると疲れから易怒的になることもあることから，スムーズに実施できるようにしておく。

　検査結果は診断や治療のためだけではなく，生活支援にも活用されるべきである。患者が在宅介護サービスを利用または検討している場合には，患者，家族の許可を得て，介護支援専門員や介護サービス事業所のサービス提供責任者などに対して，心理検査結果に基づいた生活上の支援や工夫について助言することができる。

(2) 家族支援

表 8.10 **認知症の人の家族支援プログラムに必要な構造**（福島・結城，2017）

①一定以上の回数，機関のプログラムとすること（目安：数カ月，6回以上の訪問など）。
②個別の支援をいれること。特に，認知症の人の対応困難な行動についての対処法，介護
　スキルについての個別の助言を行うこと（推奨：訪問による支援）。
③講義や，意見や感想の交流だけではなく，ロールプレイなどを用いて，具体的なスキル
　が身につけられるようにすること。

　認知症の人を介護する家族は介護負担感や抑うつ症状を抱えていることが多
く，支援を必要としている。しかし，国内で科学的に効果が検証されたものは
少ない。セルウッドら（Selwood et al., 2007）によるシステマティックレビュ
ーからは，コーピング方略を扱う6回以上のグループセッション，コーピング
方略を扱う個人セッション，認知症の人への対応法を行動理論に基づいて学ぶ
6回以上の個人セッションが，それぞれ抑うつ症状を軽減する効果をもつと結
論づけられている。ただし，介護負担感の軽減についてはいずれも明確な効果
が見出せていない。福島・結城（2017）は，これらのレビューやエビデンスレ
ベルの高いその後の研究結果を基に，認知症の人の家族支援プログラムに必要
な構造を表8.10のようにまとめている。

　また，表8.11には具体的な家族支援プログラム例を示した。表8.10を踏ま
えると，こうした集団プログラムと並行して，家族に対する個別面接において
具体的な助言が行われることで高い効果が期待できる。

　日本の家族介護者は，欧米と比べて年齢が高いことが予想されるほか，家族
のあり方自体が文化的に異なる可能性がある。上記のレビューにおいてもアジ
ア圏での調査研究はほとんど含まれていないことから，家族支援においては上
記の構造を取り入れながら，日本における効果的な介入方法を今後も検討して
いく必要がある。

表8.11　**家族介護者支援プログラムの具体例**

テーマ	内容	運営の留意点
1.　グループ形成と認知症の知識提供	・参加者の緊張を緩和するためのアイスブレイクを兼ねた自己紹介。 ・会の目的，参加の方法，相互の意見尊重など参加ルールの説明と同意。 ・認知症の基本的な医学的知識。	・参加者の緊張をとく。 ・会の枠組みを明確に示す。 ・誤った認知症の知識を修正する。
2.　認知症の心理的理解	・認知症の人の認知機能障害を疑似体験できる体験型ワークを通して，認知機能障害を持つ人の不安や混乱を理解する。⇒認知症の人に説得や強い否定をしても逆効果となることを家族介護者が理解しやすくなる。	・より良い対応方法を押し付けず，家族がワークを通して体験から気づけるようにする。
3.　認知症の人を介護する家族介護者の心理	・認知症の人を介護するとどのような心理的変化があるか情報を提供する。 ・参加者の介護に対する経験や負担の発言を促す。 ・認知症の人への否定的感情が生じたり，負担に思ったりすることが異常ではなく一般的であることの理解を促す。	・介護に対する否定的な感情や認知を率直に話すことができるようにする。
4.　認知症の人との人間関係	・前回セッションを踏まえて，認知症の人との発症前からの人間関係の理解を図る。 ・認知症の人へのアンビバレントな感情の自己理解。	・要介護者に対する肯定的な関係や見方についての発言を是認する。
5.　ストレスとの付き合い方	・ストレス理論やコーピングについて解説し，介護を通して経験するストレスの対処方法を具体的に学ぶ。	・介護ストレスの点から，ストレッサーの理解，コーピングの理解を促す。
6.　認知症の人への具体的対応	・前回セッションを踏まえて，自身の感情をコントロールするための対処法を用いながら，認知症の人への具体的対応について，意見交換する。 ・認知症の人に対応する場面をそれぞれ設定し，参加者全員でよい対応方法を具体的に考え，ロールプレイしてみる。	・ロールプレイを通して体験的に学ぶ。 ・深刻にならず役割を交代しながらグループで学ぶ。
7.　介護者の介護との付き合い方	・これまでのセッションを踏まえて，参加者が今後，認知症の人や介護とどのように付き合っていくかの決意を表明する。	・会の参加の意味の確認。 ・今後の介護の方法についての自己決定。

8.4 精神科コンサルテーションとリエゾン・チーム

　重篤な身体疾患に罹患した入院患者の中には，精神疾患をもつ患者も多い。もともと精神疾患をもつ患者以外にも，身体疾患への罹患に伴って引き起こされた不安，緊張，恐怖を感じている患者，精神疾患の症状として身体疾患が悪化している患者などがおり，これらの精神症状が緩和できると，身体疾患の治療が円滑に行われるようになる。自己決定が重視されるようになった今日の医療では，患者は自身の病状を理解し，医師からの病状や治療の説明を理解して，治療を最終的には自分で選択する必要があるが，その際にも精神症状は大きな障壁になる。

　このように，精神科以外の一般診療科の患者に対して，精神科スタッフが直接支援を行ったり，一般診療科の医療職に対して精神的側面の助言を行ったりする精神科の医療を**コンサルテーション・リエゾン精神医学**という。多職種からなる精神科リエゾン・チームが構成され，他科からの依頼に応じて，入院患者への精神医学的支援や心理的支援を行う。公認心理師は，このチームの一員として心理的支援を行う。原疾患の治療を中心とした支援となるため，支援の場もベッドサイドや談話室であり，患者も相談の動機づけをもたない場合もあるなど，通常の心理相談とは構造が大きく異なっている。また身体疾患の患者の入院期間は短いため，介入も短期で効果が得られるものが用いられる。

　リエゾンでは，多職種連携がきわめて重要である。他の職種と目標を共有する一方で，心理職は心理学の知見を踏まえたアセスメント結果を提示し，介入を行う必要がある。リエゾン・チームでは，各専門職が自身の専門性を十分に高め，かつ自覚することが重要である。他の職種とは異なる自分の専門性に基づいた視点がもてなかったり，逆に過度に心理職固有の見方にとらわれて職種間をつなぐ業務をおろそかにしてしまったりすると，チームから孤立してしまうことになる。

　公認心理師は，精神科内での支援に加えて，一般診療科での活躍が期待されている。たとえば，集中治療領域における入院患者やその家族に対して，「入院時重症患者対応メディエーター」として支援を行うことができるほか，がん

患者の心理的苦痛の緩和を目的にした，面接，療養と就労の両立支援のための相談，不妊治療の生殖補助医療における患者からの相談などが診療報酬上，公認心理師に認められている。このような他科の患者に対する心理的支援は今後増加することが予想され，精神科に所属しながら，他科や他職種と一層の連携関係を構築することが求められる。

●練 習 問 題

1．精神病院で働く心理職が犯しやすい，患者に対する人権侵害にはどのようなものがあると考えられるでしょうか。できるだけ具体的に挙げてください。

●参 考 図 書

窪田 彰（編著）（2016）．多機能型精神科診療所による地域づくり——チームアプローチによる包括的ケアシステム——　金剛出版

　成人期・高齢期の精神科の大きな課題は，病院での診療中心から地域での診療への移行を進めることである。そのために必要な精神科のあり方について示唆の多い一冊。初学者はもちろん，病院臨床の経験が長い実践者まで，新しい発見を得ることができる。

日本心理学会（監修）岩原 昭彦・松井 三枝・平井 啓（編）（2021）．認知症に心理学ができること——医療とケアを向上させるために——　誠信書房

　心理学が認知症の人やその周囲の人々の支援にどのような貢献ができるのかを考えさせる一冊。アセスメントから意思決定支援，介護者支援などのトピックが今後の心理職のあり方を考える上で役立つ。

福島 喜代子（編著）結城 千晶（2017）．事例で学ぶ認知症の人の家族支援——認知行動療法を用いた支援プログラムの展開——　中央法規

　エビデンスに基づき，認知症の人の家族支援の実際，特に認知行動的アプローチに基づいた支援の実際例を学ぶことができる。

東畑 開人（2019）．居るのはつらいよ——ケアとセラピーについての覚書——　医学書院

　病院で実施されるデイケアでは，心理職は患者と長い時間をともに過ごす。面接構造がない中で行う心理支援に戸惑う心理職が，自分の役割を模索する読み物。読みやすく，初学者でも心理支援が何かを理解しやすい一冊。

心療内科

　本章では，心と密接に関連する身体疾患を取り扱う心療内科を取り上げ，心療内科における心理的支援を理解する上で欠かせない心身症（ストレス性疾患）などの概要を整理する。その上で，心療内科で行われる治療の実際についてふれながら，心療内科の領域で心理職として果たせる役割を論じる。本章を通じて，心理職が患者の心理のみならず，身体や社会を含めた「全人的理解」が必要であることに思いを馳せてもらいたい。

9.1 心療内科／心身症／心身相関

　そもそも**心療内科**（psychosomatic medicine）とは，どのような診療科なのであろうか。第6章でもごく簡単にはふれているが，ここではその定義を再確認するとともに，心療内科が対象とする疾患について概観する。

　心療内科とは，ストレスによって引き起こされた，身体に症状が出た病気を専門に診るところであり，患者のそれまでの生き方・考え方をきわめて重要な情報として扱い，病気だけでなく，その人の心の成長を促すことに重点がおかれた治療が行われる（山岡，2013）。また，河野（2006）の定義では，心療内科とは，**心身相関**，すなわち心と身体の相互関係の病理である「**心身症**」を中心にした疾患の診療を行う診療科とされている。心身症については，日本心身医学会が1991年に「心身症とは，身体疾患の中で，その発症や経過に心理社会的因子が密接に関与し，器質的ないし機能的障害が認められる病態をいう。ただし，神経症やうつ病など，他の精神障害に伴う身体症状は除外する」と定義した。つまり，心身症とは日常的に人々が感じるストレスなどが影響して生じる身体の病気を指すのである。なお，心療内科という名称は，1996年に当時の厚生省（現在の厚生労働省）より標榜科として認可された。

　以下には，日本心療内科学会発行リーフレットや山岡（2013）を参照に，心療内科が取り扱う代表的な心身症を記載する。

- **消化器系**……機能性胃腸症，過敏性腸症候群，慢性膵炎，胃・十二指腸潰瘍，潰瘍性大腸炎，心因性嘔吐，ガス貯留症候群など。
- **内分泌・代謝系**……糖尿病，バセドウ病，摂食障害，心因性多飲症など。
- **呼吸器系**……気管支喘息，慢性閉塞性肺疾患，慢性咳嗽，過換気症候群など。
- **神経・筋肉系**……緊張型頭痛，片頭痛，痙性斜頸，書痙など。
- **循環器系**……高血圧，冠動脈疾患（狭心症，心筋梗塞），不整脈，起立性低血圧など。
- **自己免疫・アレルギー系**……アトピー性皮膚炎，慢性蕁麻疹，関節リウマチなど。
- **その他の疾患**……疼痛性障害，慢性疲労症候群など。

　このうち，糖尿病，心筋梗塞，胃潰瘍，気管支喘息，摂食障害などは細胞や組織に病的な変化が起きている「器質性心身症」とよばれ，また過敏性腸症候群，高血圧症などは器質的な異常はないにもかかわらず身体の働きが乱れ正常に機能しない「機能性心身症」とよばれる（河野，2006）。

　次に，心身症の背景因子であるストレスについて整理する（第1章参照）。「ストレス」という語はもともとは物理学で使われており，「外からかかる力で物体が歪んだ状態」を指す言葉である。日常的にストレスといった場合，嫌な出来事そのものを指す場合や嫌な出来事を受けての心身の状態を指す場合など，その意味する内容はあいまいである。学術的には，1936年にセリエ（Selye, 1936）が，外界から動揺や恐怖を与える刺激が加わると，副腎皮質ホルモンが活性化し，胃・十二指腸の潰瘍化，副腎皮質の拡大，胸腺・リンパ節の萎縮などがみられる現象を見出し，これを「汎適応症候群（General Adaptation Syndrome; GAS）」と名づけた。この GAS をもたらすような，個人が遭遇している出来事や刺激を「ストレッサー」とよぶ。心理学の分野では，ストレスはストレスプロセス全体として説明され，ある人が遭遇する出来事といったストレスの原因，ストレスの原因によって引き起こされるストレス反応，個人の性格や期待，価値，目標などの個人差などが含まれ，それぞれの要因間には相互関係や因果関係が想定されている（松本，2016）。特にラザルスとフォルクマンが提唱したトランスアクショナルモデル（Lazarus & Folkman, 1984）では，人間が環境に関わり相互交流する中で，遭遇したことをどのように評価した上で（1次的評価），どのようにしてその状況に対処していくか（2次的評価）というプロセスを想定しており，その結果，生理・心理・行動面の変化が生じると考えられている。この理論からは，私たちが遭遇した状況をどのように受け止め，またその状況に対する対処スキル，すなわちコーピングをどの程度持ち合わせているのかなどがストレス性疾患である心身症の発生や軽快に影響することが示唆されている。

　心療内科を支えている学問的背景には「心身医学」がある。心身医学とは「心と身体の両方を対象とする医学の一分野」であり，①心身相関現象の研究，②ストレス病の予防および診断と治療，③医療における臨床心理学の展開（医

療心理学の確立）がその目的である（芦原，1997）。心身医学は，エンジェル（Engel, 1977）が提唱した生物・心理・社会モデルを基盤に展開されている場合が多い。このような立場から，臨床的に心理社会的因子を心身症発症の病態の一要因として包括的に評価するためには，図9.1にみられるような準備因子，発症因子（トリガー），持続因子について面接による情報収集を行い，心身症の発症機序理論に照らし合わせて病態を理解する必要がある（網谷ら，2013）。

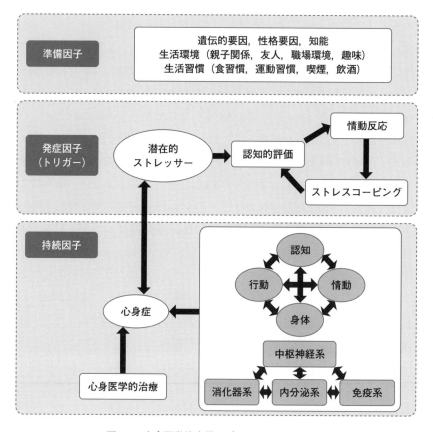

図9.1　**心身医学的病態モデル**（網谷ら，2013）

9.2　プライマリ・ヘルスケア

　本節では，心療内科の役割や治療目標をより深く検討する一つの視点として，プライマリ・ヘルスケア（Primary Health Care; PHC）について述べる。PHCとは，1978年，旧ソ連邦カザフ共和国の首都アルマ・アタで出された宣言が基礎になっている（World Health Organization, 1978）。このアルマ・アタ宣言では，「単に病気がないことにとどまらない，身体，心，社会生活上の健康を人の基本的人権」と定義し，ここで定義された健康が高い次元で先進国と発展途上国との間で分け隔てなく達成されることが世界全体における目標であることを掲げた。また，その達成に向けては健康分野のみならず，多くの社会・経済分野などとの協業に基づく行動の実行が求められるとしている。プライマリ・ヘルスケアの実施においては以下の5つの原則が提案されている。

1. 住民のニーズに基づくこと
2. 地域資源の有効活用
3. 住民の主体的参加
4. 農業，畜産業，食品産業，工業，教育業，住宅供給業，公共事業，通信業など多分野間の協業
5. 現実的，科学的，社会的に許容される適正手法および技術の使用

　また，これらを具現化するための活動として以下のものが提示されている。

1. 健康教育
2. 食糧供給と適切な栄養確保の促進
3. 安全な飲み水と基本的衛生の提供
4. 母子保健（家族計画を含む）
5. 主要な感染症への予防接種
6. 地方風土病への対策
7. 一般的な病気やけがに対する適切な治療
8. 必須医薬品の供給

　PHCは，単に発展途上国の医療の充実を目標としているわけではなく，世界のどこにあっても公平な医療を享受できることこそが基本的人権であるとの

立場に立った医療理念である。これら PHC が掲げた目標は 2000 年までの実現を達成目標としていたが，それはかなわなかった。しかし，PHC の思想は，「健康の公正性」を実現する上で，「健康の社会的決定要因」，すなわち生まれた場所や生活環境，年齢，仕事，権力や富の不公正な配分などの格差によらない医療の提供という理念に引き継がれ，現在も公正な医療の実現に向けて世界規模の取組みがなされている（World Health Organization, 2008）。

　以上に示した PHC の考え方は，「身体，心，社会生活上の健康」という点において，心身医学で目指される全人的な健康観との接点を見出せる。また，「多分野間の協業」という面においては，多職種連携・多職種協働によって一人の患者に総合的な支援を提供する心療内科における医療モデルとの共通項としてとらえることも可能であろう。全人的な医療を提供する心療内科は，PHC で述べている地域医療の担い手として存立し得ることも理解できる。一人の健康を考える際に，社会環境も考慮に入れた総合的な視点をもつことの意義を PCH の考え方は提供しているといえよう。

9.3　生活習慣病

　9.1 節で取り上げた心身症にみられる各種症状は，人々の日常生活の過ごし方，すなわち生活習慣によって発症するものが多分に含まれている。本節では，このような生活習慣を基盤とする病である**生活習慣病**を取り上げ，その概要や支援に関して，主に厚生労働省が公表している各種資料に基づいて概観する（3.2 節参照）。

　生活習慣病とは，厚生労働省の定義では「食習慣，運動習慣，休養，喫煙，飲酒等の生活習慣が，その発症・進行に関与する疾患群」のことを指しており，たとえば以下のような疾患が含まれる。

1.　食　習　慣

　インスリン非依存糖尿病，肥満，高脂血症（家族性のものを除く），高尿酸血症，循環器病（先天性のものを除く），大腸がん（家族性のものを除く），歯周病等。

2. 運動習慣

インスリン非依存糖尿病，肥満，高脂血症（家族性のものを除く），高血圧症等。

3. 喫　　煙

肺扁平上皮がん，循環器病（先天性のものを除く），慢性気管支炎，肺気腫，歯周病等。

4. 飲　　酒

アルコール性肝疾患等。

　生活習慣病は，以前は「成人病」とよばれていたが，成人であっても生活習慣の改善により予防可能で，成人でなくても発症可能性があることから，1996年に当時の厚生省が「生活習慣病」と改称することを提唱した。また，世界保健機関（WHO）は，不健康な食事や運動不足，喫煙，過度の飲酒などの原因が共通しており，生活習慣の改善により予防可能な疾患をまとめて**非感染性疾患（Non-Communicable Diseases; NCDs）**」として位置づけている（コラム3.1 参照）。日本人の三大死因であるがん・脳血管疾患・心疾患，さらに脳血管疾患や心疾患の危険因子となる動脈硬化症・糖尿病・高血圧症・脂質異常症などはいずれも生活習慣病であるとされている。19 世紀まで人類の健康上の課題は感染症の克服であったが，この課題がほぼ解決した先進諸国では 20 世紀以降に疾病構造が大きく様変わりして，生活習慣病が主な死亡原因となっている。生活習慣病は，環境や生まれつきの遺伝的な要素も関連しているが，食習慣や運動習慣などの生活習慣にも大きく関わっている。

　この点に関して，40 年以上前にアメリカのブレスローが生活習慣と身体的健康度の関係について調査を行った。その結果から，「7 つの健康習慣」（Breslow & Enstorm, 1980）が健康を保つ上で大切であるとしている（図 9.2）。この研究では，これらの健康習慣を 6〜7 個守る人と 3 つ以下の人を比べると，45 歳時点での平均余命が男性で約 11 年，女性で約 7 年の差が生じていた。

　このような現状を踏まえ，厚生労働省では，生活習慣病およびその原因となる生活習慣等の課題について，9 分野（栄養・食生活，身体活動と運動，休養・こころの健康づくり，たばこ，アルコール，歯の健康，糖尿病，循環器病，

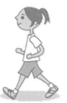

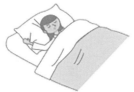

1. 喫煙をしない　　2. 定期的に　　　　3. 飲酒は適量を　　4. 1日7-8時間の睡眠を
　　　　　　　　　　　運動する　　　　　　守るか，しない

5. 適正体重　　　　6. 朝食を食べる　　7. 間食をしない
　　を維持する

図9.2　ブレスローの7つの健康習慣
(Breslow & Enstorm, 1980；厚生労働省 e-ヘルスネットより)

がん）ごとに数値目標を定めるなど生活習慣病の一次予防に重点をおいた「健康日本21」を策定した（3.2.3項参照）。たとえば，身体活動と運動の分野では，日常生活における歩数に関して，平成9年度国民栄養調査に即した基準値である「男性8,202歩」「女性7,282歩」を基に，目標値として「男性9,200歩」「女性8,300歩」を定めている。また，休養・こころの健康づくりの分野においては，①日常生活や習慣の重視（全人的なアプローチ），②行動科学に基づいたセルフケアの推進，③こころの病気への早期対応，の3つを基本方針として掲げ，特に行動療法に即して運動や食事，喫煙や飲酒など，身体の健康に直接影響する生活習慣行動だけでなく，感情のコントロール，不適応的な認知の修正，対人技術や時間管理などのセルフケアを行うことを提唱している。

　さらに，厚生労働省では，ライフステージに応じた健康づくりのための身体活動（生活活動・運動）を推進することで，2013年から始まった健康日本21（第二次）の推進に資するよう，「健康づくりのための身体活動基準2013」を定めている。これは，健康日本21（第二次）において，2023年までの身体活

動・運動分野の目標として，「歩数の増加」「運動習慣者の割合の増加」といった個人の目標と，「運動しやすいまちづくり・環境整備に取り組む自治体の増加」のような地域・自治体の目標を定めており，これらの目標を達成するためのツールとして発表されたものである。厚生労働省が定めた具体的な基準値（一例）は以下の通りである。

1. 18～64歳の身体活動（生活活動・運動）の基準

強度が3メッツ[1]以上の身体活動を23メッツ・時/週行う。具体的には，歩行またはそれと同等以上の強度の身体活動を毎日60分以上行う。

2. 18～64歳の運動の基準

強度が3メッツ以上の運動を4メッツ・時/週行う。具体的には，息が弾み汗をかく程度の運動を毎週60分行う。

3. 65歳以上の身体活動（生活活動・運動）の基準

強度を問わず，身体活動を10メッツ・時/週行う。具体的には，横になったままや座ったままにならなければどんな動きでもよいので，身体活動を毎日40分行う。

4. 全年齢層における身体活動（生活活動・運動）の考え方

現在の身体活動量を少しでも増やす。たとえば，今より毎日10分ずつ長く歩くようにする。

5. 全年齢層における運動の考え方

運動習慣をもつようにする。具体的には，30分以上の運動を週2日以上行う。

次に，上記に示した生活習慣病とも密接に関連した病態として，**メタボリックシンドローム**を取り上げる。メタボリックシンドロームとは，内臓肥満に高血圧・高血糖・脂質代謝異常が組み合わさり，心臓病や脳卒中などの動脈硬化性疾患を招きやすい病態を指す。具体的な診断基準は以下の通りである。

1. 内臓脂肪の蓄積

腹囲（へそまわり）：男性85 cm以上，女性90 cm以上

---

[1] 身体活動の強さを，安静時の何倍に相当するかで表す単位。座って安静にしている状態が1メッツ，普通歩行が3メッツに相当する。

（男女共に，腹部 CT 検査の内臓脂肪面積が 100 cm² 以上に相当）

これに加えて以下の 2 つ以上の項目が該当する場合。

2. 脂 質 異 常

中性脂肪：150 mg/dL 以上

HDL コレステロール：40 mg/dL 未満

のうち，いずれかまたは両方があてはまる場合。

3. 高 血 圧

最高（収縮期）血圧 130 mmHg 以上

最低（拡張期）血圧 85 mmHg 以上

4. 高 血 糖

空腹時血糖値 110 mg/dL 以上

　食事によって摂取したエネルギーが，日常生活の中で使われるエネルギーを上回ると，余ったエネルギーが内臓脂肪として蓄積される。内臓脂肪がたまると，脂肪細胞から糖尿病や高血圧症，脂質異常症を引き起こす物質が分泌される。そのため，「内臓脂肪型肥満」の人の多くは，血糖値，血圧，中性脂肪，コレステロール値に異常が出やすくなる。これらの危険因子が多いほど動脈硬化が進行しやすく，脳卒中や心疾患，糖尿病などの疾患を引き起こしやすくなる。それらの疾患を避けるためには内臓脂肪を減らすこと，つまり体重の減少が必須である。そのため，自身の身体の状態を定期的に確認し，健康づくりにつなげていくことが求められる。わが国では，死亡原因の約 6 割を占める生活習慣病の予防のために，40 歳から 74 歳までの人を対象に，メタボリックシンドロームに着目した特定健診を行っている。また，特定健診の結果から，生活習慣病の発症リスクが高く，生活習慣の改善による生活習慣病の予防効果が多く期待できる人に対して，専門スタッフ（保健師，管理栄養士など）による生活習慣を見直す特定健診指導が提供されている。

9.4　慢性疾患／慢性疼痛

　心療内科ではさまざまな心身症を取り扱うことになるが，その中の少なくな

い疾患は慢性の経過をたどる。言い換えれば，回復が見込めない，ということである。このような慢性の経過をたどる疾患をもつことは，患者の心にも多大な負担を与え，意欲減退などを通じて生活の質（Quality of Life; QOL）を下げることにもつながりかねない。この**慢性疾患**（chronic disease）とは，徐々に発病し，長期にわたる経過をたどる疾患の総称であり，急激に発症し，経過が短い急性疾患と対比される。生活習慣病でもある慢性疾患としては悪性新生物（がん），糖尿病，高血圧症，心疾患，脳血管疾患などがあり，2005年時点での死亡者数が全死亡理由の約6割を占めている。生活習慣病に分類されない慢性疾患については，慢性疼痛，腎不全，喘息，慢性閉塞性肺疾患，アレルギー性鼻炎などがある。経過が長期化しやすい慢性疾患とどのように向き合うかは，病を抱えながらでも充実した生活を送る上で重要である。以下では，心療内科においても支援の対象となり得る慢性疼痛を取り上げながら，慢性疾患への対応について論じる。

慢性疼痛とは，国際疼痛学会（International Association for the Study of Pain; IASP）によれば「治療に要すると期待される時間の枠を超えて持続する痛み，あるいは進行性の非がん性疼痛に基づく痛み」と定義されている。疼痛は，おおむね3カ月ほどで急性疼痛と慢性疼痛を区別する場合がある。いったん痛みが慢性化すると，痛みの要因がどれか1つに起因することは少なく，色々な要因が複雑に絡んだ混合性疼痛になることが多い。疼痛は，その発症の仕方から以下の3つのタイプに分類される（村林，2013）。

1. 侵害受容性疼痛

痛み刺激を末梢にある痛みの受容器（侵害受容器）が感知して，中枢神経まで伝達して生じる。骨折などで起きる体性痛と虫垂炎などで起きる内臓痛がある。

2. 神経因性疼痛

自由神経終末から中枢神経までの神経組織が損傷して生じる痛みである。びりびりしたり，しびれたりするような痛みが持続したり，電気が走るような痛み（電撃痛）が発生する。触るだけで痛みを感じる現象が起きるときもある。

3. 精神心因性疼痛

　患者が痛みを訴えるが，痛みを説明するだけの器質的な病変がない，あるいは器質的病変だけでは説明できないほど痛みが強いものである。

　長引く痛みの治療過程で，患者を取り巻く治療環境や日常の些細な出来事に対する不満や精神的葛藤などのストレスが複雑に絡み合い，さまざまな身体的症状として痛みを強く訴えることも少なくない（金，2016）。具体的には，認知・感情的要因としては抑うつ・不安，身体的要因としては睡眠障害や**日常生活動作**（Activities of Daily Living; ADL）の低下，社会的要因としては社会活動性の低下，家族関係の変化などさまざまである。痛みが持続することによる心理・行動面の変化は，「痛みの恐怖・回避モデル（Fear-Avoidance Model；Leeuw et al., 2007）」が詳細を説明している（図9.3）。この図によれば，損傷により痛みを経験した際に，恐怖が少なければ痛みと直面し，回復に向かうことができるとされる。一方で，痛みを覚えた際に破局的な結果につながると考えた場合は，行動した際に生じる痛みへの恐怖や不安から行動自体を避けるようになる。その結果，廃用（長期間，身体を使わないことによる，器官や筋肉の機能低下や萎縮を招くこと），社会生活の停滞，抑うつなどが引き起こされ

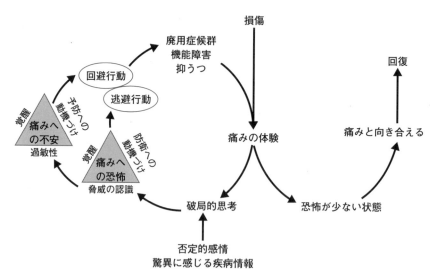

図9.3　**痛みの恐怖・回避モデル**（Leeuw et al., 2007）

るが，そのような体験がさらなる破局的な思考を強め，悪循環に陥ると説明されている。

　具体的な治療内容に関しては，2018年に『慢性疼痛治療ガイドライン』の初版が公刊された。このガイドラインでは，慢性疼痛は非器質的要因が痛みの構成要素としては大きいため，痛みのない状態にすることは難しいこと，そのため，治療による副作用をできるだけ少なくしながら痛みの管理を行い，患者の生活の質（QOL）や日常生活動作（ADL）を向上させることが目標となることが示されている。この目標を達成するため，本ガイドラインでは，医師（整形外科医のほか，心療内科医，精神科医も含む），看護師，理学療法士，作業療法士，心理職，薬剤師，管理栄養士，社会福祉士，精神保健福祉士など多分野，多職種で構成される医療チームにより，生物・心理・社会モデルで慢性疼痛をとらえて各々の専門性を活かした評価や支援を行う「集学的治療」が推奨されている。この「集学的治療」は以下の5つの柱で構成されている。

1. 日常生活の機能面に及ぼす痛みの影響を減弱させる介入。
2. 認知行動療法に基づくトレーニング，痛みに対する患者の反応に悪影響を及ぼす思考パターンを変える手法を患者に教育，指導して習得させる。
3. 段階的な身体運動の実践（運動療法）。
4. 薬物治療。
5. インターベンショナル治療（カテーテルや針を体内に挿入して行う治療）。

　また，慢性疼痛も含め，慢性疾患はいったん失われた機能が完全に元の状態に戻るのは見込めないことから，ある程度の現状肯定や受容的な態度を獲得することが必要な側面がある。羽鳥（2017）は，慢性疾患当事者の心理的受容に関連する理論を概観し，「楽観性」「ホープ（個人が希望する目標に到達するための道筋を見つけることができる能力である『肯定的な目標指向的計画』と，計画によって思い描いた道筋に沿って活動をし続けられる能力である『肯定的な目標指向的意思』から成る）」「体験の意味付け」「幸福感」「レジリエンス・成長感」などの高低と症状の受容との関連について詳細を論じている。また，わが国で開発された森田療法の理論に基づき，痛みに対する治療目標や回復のとらえ方を変えることによって治療を行い，生活の立て直しにつながった経過

が示されている（平林, 2019）。本事例への治療では,「痛みはあってはならない」と考える患者のあり方に焦点をあて,「痛みから逃れること」から「痛みがあっても今の自分に合った過ごし方を見出すこと」に価値を置き換える支援を行った結果, 痛みを抱えながらも生活を充実していく方向に視点が向いていった経過が記されている。痛みという症状に過度にとらわれることなく, 患者が有する健康な欲求に焦点をあて, その欲求を引き出すようなアプローチが有効であることが示唆される。

9.5 心療内科における支援の実際

　以下, 河野（2006）の記載に即して心療内科での診療の実際について述べる。心療内科では, 身体の病や障害のみならず, 生活状況, 心理や行動, 病感, 治療意欲, コミュニケーション力, 信念・信条, 実存, 信仰, 生きている環境（社会環境や自然環境, 地球環境, 宇宙環境などの命の場）にも目配りをして全人的な対応をする。また, 家族関係や社会的支援, さらには環境・生態系との関係も重点的に配慮する。医療側の条件と医療環境をも考慮しなければならない。このような心療内科医療を「全人的医療」という。全人的医療は, いわゆるチーム医療でなければ実施できない。以上に示した心身医学的臨床の概要は, 以下のようにまとめられる。

1. 心身医学的診断——縦断的診断と横断的診断
- 身体医学的
- 心身相関
- 精神心理的
- 発達学的
- ストレス学的
- 臨床社会的
- 家族学的
- ライフスタイル
- 医療学的

- 保健医療行動科学的
- 医療資源（病院，診療所，医療従事者など）
- 遺伝学的
- その他，サルドジェネシス（マイナス・ストレス下でもマイナスの影響を受けない強い健康要因）に基づく診断

2. 心身医学的治療

3. 心身医学的リハビリ

- リハビリ的診断
- 心身残存機能診断
- チームアプローチ

4. 心身医学的保健・健康の保持・増進，健康の創造，疾病予防

- 身体管理
- 精神管理
- ストレス管理
- 健康管理
- 健康的生活の実践
- 健康法実践
- 新しい健康の創造

5. 心身医学的福祉，全人的な福祉，心身医学モデルによる福祉

心療内科の治療では，身体医学的治療モデルと，成長モデルを念頭におく（芦原，1997）。前者については，投薬などの身体に働きかけるような一般の病気の治療である。後者の成長モデルは，病気のベースにあるその人の考え方，行動パターンやパーソナリティなどへの治療である。治療においては患者が自分で治っていくことへの意欲をもつなど，治療の土俵に乗ってもらうことが重要となる。心理職は，成長を支援するために，心の状態やパーソナリティ傾向，知的水準などを把握する心理検査を実施しながら患者の心身症の背景を全人的に見立て，一人ひとりが抱える背景に応じて心理療法を提供する。身体的な所見に対しては適宜医師をはじめとする他職種と連携を図りながら，身体所見が患者の心理・行動面に与える影響に思いを馳せながら治療を進めることが大切

である。

9.6　「生き方」が心身症に与える影響

　本章では，心療内科が主な治療対象とする心身症と，心身症に関連が深い生活習慣病ならびにメタボリックシンドローム，慢性疼痛について概観した。これらに共通する事項は，すべて生活，すなわち「生き方」をめぐるテーマが治療と密接に関連している点である。この「生き方」が心身症に与える影響を，架空事例に基づき論じる。

【架空事例】40代男性，妻と中学1年生の子どもの3人家族

　仕事が多忙になった時期と重なり，会社の健康診断で高血圧症を指摘されたことのほか，ストレスチェック制度によるストレス診断で高ストレス者と判断されたことをきっかけに心療内科を受診した。初診時に話を聞くと，心身の疲労が顕著であり，また疲労に加えて余暇に割ける時間が少ないため趣味のジョギングもままならず，運動に割ける時間が減少した。心身の疲労を解消する手段として，仕事終わりに職場の同僚と飲みに行く機会が増えたため，飲酒量が増大した。また，飲み会によって家に帰る時間が遅くなり，家庭で夫婦間の喧嘩が増えた。さらに，喧嘩で生じたイライラを喫煙で紛らわそうと，喫煙量も増えてしまった。高血圧症は喧嘩によって頭に血が上ることが増えたせいかもしれない，と患者は語った。加えて，夫婦間の喧嘩を聞いていた子どもが不安に駆られて腹痛を起こすようになるとともに，イライラを解消するためか，子どもが学校で友人に暴力を振るっているとの報告を受けた。そのようなわが子の様子を心配した母親が体調を崩し，家事がままならなくなっている。

　この事例からは，仕事が多忙であることを引き金に心身の不調や非健康的な生活習慣が形成されていったこと，また，その生活習慣が家庭内のコミュニケーションにも影響を与え，家族全体が不安定な状況におかれてしまったことが読みとれる。「仕事が多忙」という点は，実際に仕事が重なった可能性がある反面，完全主義的なパーソナリティや何らかの欲求不満などを背景に，そもそも残業をいとわない働き方をしていたかもしれない。また，夫婦関係について

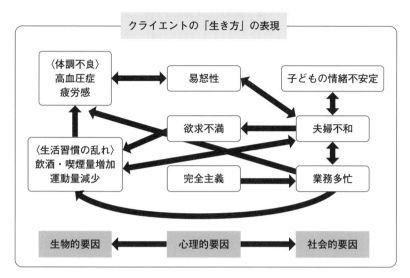

図 9.4　架空事例に対する見立て（一例）

も，以前から会話が少なかったところに帰りが遅くなったことが重なりますますコミュニケーションがとれなくなっていった可能性も否めない。子どもに対して夫婦間の言い争いを見せてしまうことは，その頻度や強度によっては心理的虐待にもつながりかねず，子どもの発達面にも悪影響を及ぼすリスクがある。以上の患者のおかれた状況を，生物・心理・社会モデルに即して整理したものが図 9.4 である。もちろん，ここで筆者が整理した図式以外にも，他の心理学および医学的理論，または臨床的な経験則を用いれば異なる図式が成り立つことも十分に考えられる。このように，心療内科における全人的医療では，さまざまな仮説を多面的な観点から生成し，どこに負担や歪みが表現されているかをつかんでいくことが大切である。

　また，これらの整理を踏まえ，「生き方」に過重な負荷がかかっている側面に対してどのように支援を展開するかを考える必要がある（表9.1）。たとえば，本事例であれば残業を減らす工夫をする，どうしてもそれがかなわない場合は転職を視野に入れて進路を再検討する，そもそも完全主義的パーソナリティに由来する仕事優先の考え方が強い場合は，仕事に思いをかける背景につい

表9.1　架空事例に対する支援方針（一例）

生物的側面	薬物治療（高血圧症, 疲労感）／禁煙教育／運動処方
心理的側面	心理アセスメント（職業適性, 対人関係）, 臨床動作法⇒自己理解促進 個人カウンセリング⇒怒りの発露, 働き方・夫婦関係などのテーマ リラクセーション⇒自律訓練法
社会的側面	勤務時間調整⇒残業抑制, 転職の検討 子どもに対する心理的支援⇒遊戯療法 家族療法, 夫婦カウンセリング

て検討し，そこに過剰な「べき志向」などが見出せる場合はその緩和を図るなど，仕事への取組み方の転換を図る必要があるかもしれない。現在の業務内容や対人関係に対する不満がストレッサーとして考えられる場合は，個人カウンセリングの中で怒りの発露を促しつつ，職業適性や対人関係のもち方を詳しく把握するために各種心理検査の利用による自己理解促進に向けた支援も想定される。心身の緊張を強く有している場合は，自律訓練法や臨床動作法といった身体に働きかける心理的アプローチによって，心身の緩和や身体を通した気づきを促すことも検討する。実際に胃潰瘍などの心身症を発症している患者については，医学的治療を交えながら心理的支援を提供していくことになる。禁煙教育や運動を積極的に取り入れ，身体にかかる負担を軽減する取組みも有効であろう。家庭に関しては妻に対する日頃の思いを聞きとるとともに，妻との対話のあり方や夫婦の役割意識をめぐる個人カウンセリングのほか，条件が整えば家族療法，夫婦カウンセリングを導入する。子どもの抱えるイライラに関しては，別途子どもに対するカウンセリングや遊戯療法を用いた情緒の発散を促すことなどが支援策として考えられる。これらの支援については，共感的理解やラポール形成を前提として，患者が無理なく取り組めるものからその目的や意義を説明し，治療動機を高めつつ行っていく配慮も欠かせない。

　以上のように，一人の人を全人的に把握し，多面的な支援の提供によって心身の回復を目指すことが，心療内科の特質である「全人的医療」といえる。心理職は，このような特質を有する心療内科において，個人心理療法の提供にとどまらず，患者を取り巻く関係者に対するカウンセリングや環境調整，患者の

おかれた状況や心境に関する家族および他職種へのコンサルテーションも含めた対応が求められる。幅広い心理アセスメントや心理支援の技術を身につけるとともに，多面的な患者理解に向けて支援者自身が視野を広げる努力を積み重ねる必要がある。

コラム 9.1　多面的な患者理解に向けて

　本文では，心療内科においては「全人的医療」の視点に立った患者理解が重要であることにふれた。それでは，全人的に患者を見立てていくためには，心理職としてどのような努力が必要だろうか。

　もちろん，臨床心理学をはじめとする各種心理学の理論の学習は欠かせない。しかし，文字での理解は実際の患者の訴えと結びつけることによって初めて実感としての理解につながる。よって，臨床実践を一定年数積み上げ，経験を通じて知識を得ていくことが重要である。また，心理職はさまざまな年代や職種の患者から話を聞いていく中で，社会生活において人々が抱える苦悩や葛藤の背景にふれることになる。このような経験を積み上げることによって，心理職が自らは体験していない社会生活上の出来事や苦悩にも思いをめぐらすことができるような新たな視点が得られる。自分では思いもかけなかった境遇や考え方にふれ，自らの視野を広げていくことは多面的な患者理解には欠かせない。当然ながら，心理職自身も患者が訴える困難に近い経験を有していれば，自分の経験に基づく先入観を排する必要はあるものの，患者理解に近づきやすいことは言うまでもない。

　突き詰めて考えれば，全人的な患者理解には，心理職自身がさまざまな経験を公私にわたって積み上げ，色々な境遇におかれた人々の背景に思いをめぐらすことができる思考の多様性を獲得していくことが肝要である。自らの仕事に邁進するだけでなく，自分自身の生活も大切にしながらさまざまな経験を積み上げることで業務のスキルアップに直結する点が，心理職の面白さや奥深さといえよう。

●練習問題

1. 心身医学とプライマリ・ヘルスケアの接点について述べてください。
2. 生活習慣病の防止に役立つとされるブレスローの7つの習慣を挙げてください。
3. 慢性疼痛に対する「集学的治療」で行われる5つの治療の柱を述べてください。

●参考図書

池見 酉次郎（1963）．心療内科――「病いは気から」の医学――　中央公論社

　わが国で「心療内科」という標榜科を初めて設置した著者により心療内科医療の実際が論じられた名著。続編の「続・心療内科」と合わせてお勧めしたい。

河野 友信（2006）．新・心療内科――身体のストレス病を治すために，知っておく
　　べきこと――　PHP研究所

　心療内科の定義，対象疾患，心療内科医療の問題点などが網羅的にわかりやすく論じられた入門書。心療内科における心理職の果たすべき役割を考える上で参考になる。

田中 英高（2014）．心身症の子どもたち――ストレスからくる「からだの病気」
　　――　合同出版

　起立性調節障害など，特に子どもに特徴的にみられる心身症とその発症要因，対応について学べる，読みやすい入門書。

鈴木 伸一（編著）（2016）．からだの病気のこころのケア――チーム医療に活かす心
　　理職の専門性――　北大路書房

　本章でも取り上げた慢性疾患を中心に，身体の疾患に対する心理職による支援の実際を事例も交えながら論じた専門書。

矢永 由里子（編）（2017）．心理臨床実践――身体科医療を中心とした心理職のため
　　のガイドブック――　誠信書房

　医療チームの一員として心理職が活動する際の実践的なポイントを，臨床経験豊富なベテラン心理職が身体科医療の現場経験に基づきレクチャーした書。

産科・小児科・母子保健

　公認心理師は，医療分野において人間の誕生から死に至るまでの
あらゆる時期の中で，患者一人ひとりの病気や障害等から生じるさ
まざまな悩みや問題に関わっている。そこで，ここでは主として産
科や小児科で出会う代表的な問題について取り上げ，解説すること
とする。

10.1　不妊治療

　不妊とは，妊娠を望む妊娠可能な年齢の男女が避妊しないで性交しているにもかかわらず，一定期間（日本産科婦人科学会では「1年というのが一般的である」と定義）たっても妊娠しないこと，とされている。不妊のカップルは，厚生労働省によると2002年の12.7％から2021年の22.7％へと割合が高くなっている。その要因としては，ライフスタイルの変化に伴い，子どもをもちたいと望むカップルが，男女共に晩婚化の影響で年齢が高くなっていることが挙げられる。不妊症の原因は，卵巣機能不全等による排卵因子や卵管因子といった女性側にあるもの，無精子症等の造精機能障害や性機能障害など男性側にあるもの，女性・男性双方に原因があるものがあるが，複数の要因が絡み合っているものも多く，原因がわからないものもある。

　不妊治療には，それぞれの原因に合わせた治療を行うが，原因がわからない場合はステップアップ法として，タイミング法→排卵誘発法→人工授精の順で行われる。それ以外にも，体外受精や顕微授精，凍結胚移植等の生殖補助医療といわれるものも行われている（表10.1）。医療保険制度が適用されるものもあるが，人工授精以降は適用外となり，かかる医療費が高額になる。特定不妊治療事業の対象である体外受精は助成金が支給されるが，女性の年齢によって制限がある。治療には費用がかかり，身体への負担も大きいため，仕事との両立が難しい場合も多い。

　生殖補助医療によって，2020年には全出生児の約14人に1人の割合――年

表10.1　**不妊治療のステップ**（伊藤，2005）

	治療内容	特徴
ステップ1	一般不妊治療 夫婦生活のタイミング指導，人工授精等	人工授精は精子のみ体外で操作
ステップ2	生殖補助医療（ART） 体外受精，顕微授精，凍結胚・融解胚移植	精子・卵子とも体外で操作
ステップ3	卵（端子・受精卵）の提供・代理母等	非配偶者の関与が大
ステップ4	養子縁組	当該夫婦の配偶子の関与なし

間約6万人が誕生しているが，それでも不妊治療は不成功に終わることも少なくない。そのため大きな挫折感を抱き，母親・父親になれなかった自身の存在意義を悲観して抑うつ的になってしまう人もいる。お金をかけ，時間をかけ，通院のために家族や職場にも気を遣い，誰もが普通に自然に妊娠して出産することができているのに自分にはできない，などと思いながら，つらく長きにわたる不妊治療を耐えていく。そういった体験をもつ人たちは，その過程で「今度こそ」という期待と「またﾀﾞﾒだったか」という落胆を繰り返しながら傷つき，精神的に参ってしまう。治療が長引けば長引くほど先が見えなくなり，思考も行動も悪循環に陥ることもある。また，だからこそ完璧な親にならなくては，と自身を追い込んでしまうこともある。

　妊娠期を母親としての自己の形成や，母親役割に関する知識を得たり修得したりすることによって母親としての準備を整える時期（森ら，2011）としての母親役割獲得過程の予期的段階（Mercer, 1981）と考えると，幸いに妊娠しても，生殖補助医療によって妊娠した女性は，自身の妊娠を人工的なものととらえ，流産や死産への不安が強い。そのため，予期的段階が円滑に進みにくく，出産・育児準備が滞っている場合もある。また，周囲からの「お子さんは？」という何気ない声かけや，それまでの長くつらい治療によって傷ついていることも含めて，心理的サポートが必要である。

　不妊治療の現場では，心理職が関わる機会はまだまだ少なく，これからの分野である。しかし，その中で先人たちの地道な努力により，医師をはじめとした他職種から認められ，少しずつ活躍の場が広がってきている。

10.2　遺 伝 医 療

　遺伝子解析の研究が急速に進み，人間の設計図であるDNAの1次構造が99％明らかになった。これは遺伝子医療や，個々に合わせたオーダーメード医療などの進歩に拍車をかけている。一方で，病気に関係する遺伝子が特定されるにつれ，人々にさまざまな悩みを生じさせる結果ともなった。

　遺伝医療とは，広義の遺伝病患者およびその家族を対象に，診断や治療，長

コラム 10.1	切れ目のないサポート

　産科での不妊治療の人工授精には，配偶者間人工授精（AIH）と非配偶者間人工授精（AID）とがあるが，AID で生まれてきた子どもが出自を知りたいと希望したとき，15 歳以上であればそれを知ることができる。その子どもがそのことを知った際には，出自に関して遺伝的な父親・母親や出産した母親の存在など複雑な背景があり，そこに自らの存在があることに気づかされることになる。これらのことをその子ども自身がどのようにとらえるのか，その後親子の関係をどのように築いていくのかといった問題は，アイデンティティの確立の過程で非常に重大な意味をもつことになるだろう。その際には，その子どもへの心理的サポートも必要になるだろう。親としては，そのような悩みを，その子どもがもつことになる可能性を考えておく必要があるかもしれない。このように，産科・小児科でのクライエントは，その時々での悩みや問題によって，親自身であったり，子ども自身であったり，成長した子どもであったり，きょうだいであったり，学校等周囲の関係者であったりする。妊娠から子育ては連続しており，各科ごとで途切れてしまうのではなく，妊娠期から子育て期の切れ目のないサポートの充実が求められている。

期にわたるフォローアップ，予防，および遺伝カウンセリング等を行う包括的学際的医療である。

　遺伝病は，一般的に単一遺伝子疾患，染色体異常，多因子性疾患の３つに分類される。**単一遺伝子疾患**とは，ある１つの遺伝子の欠失，遺伝子内の塩基の欠落，置換，挿入などの突然変異といった異常により発症する病気の総称である。**染色体異常**は遺伝子の質的異常ではなく，異常染色体に含まれる遺伝子群の過剰や不足といった量的異常により発症する疾患である。トリソミーやモノソミー，倍数性などといった量的異常と，欠失や重複，転座などといった構造異常を合わせた頻度は，出生児 1,000 人にあたり７人（0.7%）である。ただし，妊娠中に発覚する染色体異常の頻度は 7.8% ときわめて高く，そのうちの 93.3% が流死産で失われ，出産に至るのはわずか 6.7% にすぎない。出生児で

観察される 0.7% がこの 6.7% に相当する。**多因子性疾患**は多因子遺伝病ともよばれ，数個の遺伝子異常の組合せと環境要因が関わって発症する疾患である。多くの先天奇形（孤発性が多い）や，高血圧，動脈硬化などのありふれた疾患（common diseases）がこの範疇に入る。発生頻度は全ヒト集団の 60% 以上と推定される。これら 3 種の遺伝病を合計すると，6〜7 割の人は一生の間に何らかの遺伝性疾患に罹患するか，またはその可能性をもっていることになる。遺伝病は個々の疾患頻度は稀なものが多いが，すべてをプールすると誰でも罹患するごくありふれた疾患である（黒木，2003）と考えることもできる。

遺伝医療では臨床遺伝専門医が遺伝相談カウンセリングとして遺伝医学的情報の提供を中心にして行われてきた歴史があり，そこに遺伝専門看護師や心理職がチームに加わる形になっている。遺伝医療における主なものは次の 3 つに分類される。

出生前遺伝カウンセリングは，妊娠中の胎児，あるいはこれから妊娠を考える際のリスクについての遺伝カウンセリングである。高齢出産や近親婚，母体血清マーカーテスト結果の陽性，超音波検査で胎児異常などが発見された場合，あるいは習慣性流産や出生前診断の希望など，主として産科領域と密接な関係がある問題を扱う。

小児期遺伝カウンセリングは，先天異常症など小児期発症の疾患に罹患している患児についての正確な診断と情報提供，その患者の両親から生まれてくる次子，あるいは両親の同胞から生まれてくる子のリスクについての遺伝カウンセリングが含まれる。

成人期遺伝カウンセリングは，家族性腫瘍や神経変性疾患などの遺伝病に関するカウンセリングであり，患者の子どもあるいは血縁者がクライエントとなる。現在は，健康なクライエント自身が，将来発症するかどうかといった発症前診断も含まれる。

遺伝病における遺伝情報の特徴としては，個人において遺伝情報は生涯不変であるため，検査は一度でよく，未来を予測する可能性がある。そして遺伝情報は家系内で共有するため，もし遺伝子変異があれば，家系内で変異部分は同一である。それは家系構成員に遺伝子変異が伝わっている可能性があり，家系

の中で1人の情報がわかれば検査は容易になる。しかし遺伝情報の取扱いは，倫理・法的・社会的問題を有するものであり，自身の検査結果について「知る権利」と「知らないでいる権利」とがある。

　そこで，心理臨床の視座としては，問題解決を肩代わりするのではなく，「問題解決能力そのものを高める」関わりをしていくこと，意思決定を援助するだけではなく，たとえば，遺伝学的検査の結果を聞くか聞かないかはクライエントが決める問題であり，決めかねているクライエントに対しては決定できないままでいる状態での「揺れ」に付き合うことも必要である。それは葛藤からの解放のみを目指すのではなく，「葛藤を生きる」ことを支えることでもある。情報提供という，ある意味で侵入的な対応は極力避け，「クライエントの物語」に耳を傾ける。

　そのため遺伝医療では，疾患などに対して十分な情報提供が行われ，その結果クライエント自身が，意思決定を行っていかなければならない。その際，公認心理師の役割としては，なぜ他ならぬ，「今，発症前診断なのか」というような，その人が生きている全体状況での理解と，その人にとっての固有の「意味」を考えることが必要である。今，どのようなライフサイクルにあるのか，疾患を抱える家族，他の家族や家族以外の人との関係性，疾患のイメージ，発症前診断に思い至った経緯と，そこに何を求めているのかを見立てていく。その上で，遺伝子検査を受けるか受けないか，結果が陽性と出た場合，それからどうしていくのか，出生前診断であれば，子どもを産むのかあきらめるのか，というような難しい問題も含まれている。このように，プロセスで生じる葛藤を援助していくことが，公認心理師としての役割として期待されている。すべてのプロセスを通して，クライエントに寄り添い続け，いかなる決断をされようとも同行することが心理臨床の基本となる。それはクライエントが情報を整理するための支援であり，意思決定を支援することであり，クライエント自身あるいは家族が難病と診断された直後や，出生前診断で検査結果が陽性と出た直後の危機介入である。またクライエント自身があるいは家族が診断を受けた後，あるいは出生前検査の結果，妊娠を中断した後の気持ちの変容を共にする，困難な状況から心的回復過程を援助することであり，疾患を抱えながら生きる

過程を援助することでもある。

10.3 マタニティブルーズと産後うつ病

妊娠中や出産後の女性は，ホルモンのバランスが急激に変化することも影響して情緒的に不安定になりやすい。**マタニティブルーズ**は出産後にみられる一過性の抑うつ状態であり，出産後の女性の約半数が経験するといわれている。その主な症状は，悲しくもないのになぜか泣けてくるという涙もろさ，不安定な気分，集中力の低下，疲れやすさ，怒り，イライラ，気分の低下，頭痛，物覚えの悪さ，敏感な気持ちの高まり，孤独感，絶望感などである。これらは産後3〜5日を中心に10日頃までに生じ，2週間以内に治まる一過性の抑うつ状態を示すものである。直接的な原因は不明であるが，分娩や産褥期に生じるホルモンの変動との関連が指摘されている。多くの褥婦（出産直後の女性）は，子どもの誕生という，満たされた，嬉しいという感情の中，理由もなく泣いたり，不安や上記の症状が現れたりすることに対して戸惑いを感じて混乱する。そこで褥婦に対して，マタニティブルーズは誰にでも起こる一過性の症状であり，不安定な感情を表出してよいのだと促すことで，褥婦はその状態に対処しようとする。また，体力の回復のために睡眠がとれるよう昼寝を促すなど，環境を調整したりリラクセーションを促したりするなども対処につながる。そのためにも，マタニティブルーズには回復のための身体的・心理的サポートと共感的理解が重要である。さらに褥婦のこのような気分の変化に戸惑う家族に対しても，サポートが必要となる。

一方，**産後うつ病**は，産後1カ月以内に発症するうつ病で，2週間以上の症状の持続が診断基準となる。その症状は一般的なうつ病と同じく，抑うつ気分あるいは，興味や喜びの喪失のいずれもあるいはどちらかがあり，それに加えて，顕著な体重の減少，食欲の減退・増加，睡眠障害（不眠・過眠），精神運動焦燥・精神運動抑制，疲労感・気力の減退，無価値感・不適切な罪業感，思考力・集中力の減退・判断困難，自殺念慮・企図のうち，少なくとも5項目以上が確認できるものを指す「大うつ病」の中に含まれる。DSM-Ⅳ（1994）で

は，この大うつ病のうち産後1カ月以内に発症するものに「産後の発症」という特定用語がつけられていたが，DSM-5（2013）からは妊娠期間中の発症のものを含んで，「周産期の発症」と称するようになった。出産した女性の10〜20％と産褥期精神疾患の中では高率でみられ，軽症で見逃される場合も多い。また，うつ症状の表現型として子どもへのネグレクトや身体的虐待，自殺が生じるリスクがある。さらに子どもの側の愛着形成や情緒発達にも影響を及ぼし，自ら受診や相談行動を起こすことが少ない。そのため，児童虐待の予防の側面からも配慮が必要である。

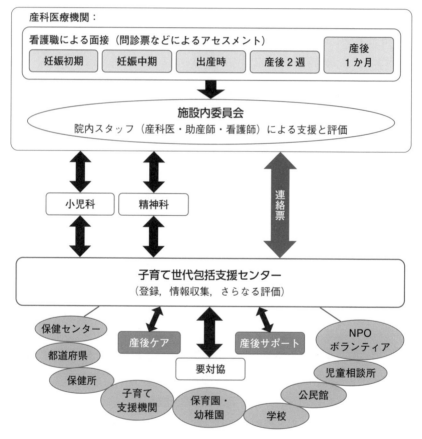

図10.1　**妊産婦のメンタルヘルスケアのための評価と連携**（日本産婦人科医会，2017）

　産後うつ病のリスク要因として，うつ病の既往歴や妊娠期のうつ病，マタニティブルーズ，産科合併症，パートナーからのサポート不足やソーシャル・サポートの乏しさ，育児不安，人生の予期せぬ出来事などが指摘されている。特に周産期に喪失体験を経験した女性には，うつ病に移行するリスクが高いとされる。母親が産後うつ病であると，適切な養育ができないために子どもの成長・発達に影響を及ぼすこともある。治療はうつ病の治療と基本的には同じである。

　産後うつ病の予防には早期発見が大切である。妊娠期からリスク因子のアセスメントを行い，ハイリスクの妊婦には妊娠期から相談に応じるなどの対応が必要である。また，産後は外来での支援や地域の子育て支援事業の活用ができるようにすることも大切である。そのためにも，産科だけでなく小児科，精神科，保健センター，児童相談所などの関係機関との連携（図 10.1），医師，助産師，保健師，心理職，福祉職といった多職種の連携による，妊娠中から出産後，子育て期と切れ目のない支援が重要となる。

10.4　発達障害（神経発達症群／神経性発達障害群）

　ここでは，これまで発達障害とよばれてきた障害について，DSM-5 の分類に従って代表的なものを取り上げ，それぞれの概要について説明する。

10.4.1　知的能力障害群

　知的能力障害群（intellectual disability）には，知的能力障害（知的発達障害）と，全般性発達遅延および特定不能の知的能力障害の 3 群が含まれる。

　知的能力障害は発達期に発症し，知的機能と適応機能両面を含む。あくまでも病態像であり，一定の原因による疾患名ではない。重症度評価の指標として知能指数での分類だけでなく，生活適応能力が重視されている。それらは主に学習領域，社会性領域，生活自立能力領域に関してそれぞれ具体的な状況から重症度の判定を行う。特殊型として染色体異常（ダウン症など）や，感染症，外傷などの出生前・周産期・出生後障害が原因となることもある。また，虐待

などの養育欠如によってもみられることがある。発達段階やパーソナリティなどによって個人差がかなり大きく，個々の事情に合った具体的な生活指導が必要である。

　全般性発達遅延は諸領域で遅れがあり，5歳未満で十分で正確な知的発達評価ができない場合に該当する。特定不能の知的能力障害は，5歳以上でも失明や難聴などの身体的問題や行動的問題等により，十分な知的評価ができない場合が該当する。

10.4.2　コミュニケーション症群／コミュニケーション障害群

　コミュニケーション症群／コミュニケーション障害群（communication disorders）には，言語障害，語音障害，小児期発症流暢障害，社会的コミュニケーション障害，特定不能コミュニケーション障害の5群が含まれる。これは，言葉を使った他者とのコミュニケーションに困難が生じていることである。

　言語障害は，話す（話し言葉），書く（書き言葉），手話（サイン言語），あるいはその他の言語の習得と使用（表出と理解）の両方の困難さを特徴とする障害である。そのため，語彙が少なく，主語と述語が対応しないなど正しい文章を作る力が弱く，自分の思ったことを相手に正しく伝える表現力が乏しいなどの特徴がみられる。たとえば，話題に対して適切な言葉を選ぶのが困難であったり，相手に伝えたいことを的確に，話がずれずに伝えることに困難を感じたりする。

　語音障害（会話音声障害）は発達期初期に発症し，言葉をうまく発することができないため，周囲の人に話している内容が理解されず，意思の伝達が正しく行われない。そのため，社会参加，学業成績または職業的能力に対して，少なくとも1つ以上に影響が発生している場合を指す。人は話すとき，言葉がどういう響きをもつのかという音韻的知識と，呼吸と発声をしながら顎，舌，そして唇の運動を調整する能力の両方が求められる。語音障害は，これらがバランスよく発達しない場合に引き起こされる。言葉の発音がその子どもの年齢や発達状況と比較して，期待されるものになっていない場合に診断される。症状の始まりは発達早期だが，子どもの成長するスピードには個人差があるため，

3歳が見極めの基準となる。定型発達ではおよそ3歳で会話の大部分がわかりやすくなり，8歳までにはほとんどの単語が正確に発音できるようになる。それまでの発音違いは正常範囲とみなされる。

　小児期発症流暢障害は，吃音のことであり，どもったり会話の途中で話せなくなったりする。「あー，あー，あのね」というように音声や音節が繰り返されたり，単音節の単語の反復，単語が不自然な区切りで途切れたり，過剰な身体的緊張とともに言葉が発せられたり，苦手な言葉を避けた遠回しな言い方になったりするなどがある。これらは発達初期に発症し，話すことへの不安などが関連している。人前に立つときや面接試験などストレスや不安が伴う場面で，より症状が重くなる傾向がある。一方で，音読や歌を歌ったり，置物や動植物に話しかけたりするときは症状が現れないことが多い。

　社会的コミュニケーション障害は，言葉の意味そのものはわかっていても，①周囲の人との挨拶や情報共有など，社会生活を送る上で大切なコミュニケーションをとることが困難，②場面が遊び場か教室か，相手が子どもか大人かによって堅苦しすぎる言葉の使用を避けるなど，適切な話し方に変えることが困難，③相手の話を聞かずに自分の話ばかりしたり，相手が理解できていないのに話をどんどん進めていったり，身振り手振りの非言語的な合図が理解できないなど，会話や話術のルールに従うことが困難，④ユーモアを文字通りに受け取ったり，ほのめかしやたとえ話などのあいまいな言葉を理解することが困難といった特徴がみられる。社会的コミュニケーション障害は，社会生活における高度なコミュニケーションスキルに影響を与えるため，言語や社会的交流がより複雑になる青年期早期まで発症していることがわからない可能性もある。

　特定不能コミュニケーション障害は，上記の4つのどれにもあてはまらないが，日常生活におけるコミュニケーションの障害が引き起こされ，コミュニケーション障害に特徴的な症状がある場合に診断される。

10.4.3　自閉スペクトラム症

　スペクトラムとは，症状や現象などの境界があいまいで連続している，つまり連続体という意味である。特に小児における自閉症は，成長・発達によって

表 10.2　**自閉スペクトラム症の診断基準**（森ら，2014）

以下の A，B，C，D を満たすこと
A：社会的コミュニケーションおよび相互関係における持続的障害（以下の 3 点）
1．社会的，情緒的な相互関係の障害
2．他者と交流に用いられる言葉を介さないコミュニケーションの障害
3．（年齢相応の対人）関係性の発達・維持の障害
B：限定された反復する様式の行動，興味，活動（以下の 2 点以上で示される）
1．常同的で反復的な運動動作や物体の使用，あるいは話し方
2．同一性へのこだわり，日常動作への融通のきかない執着，言語・非言語上の儀式的な行動パターン
3．集中度や焦点付けが異常に強く限定，固定された興味
4．感覚入力に対する敏感性あるいは鈍感性，あるいは感覚に関する環境に対する普通以上の関心
C：症状は発達早期の段階で必ず出現するが後になって明らかになるものもある
D：症状は社会や職業その他の重要な機能に重大な障害を引き起こしている

その定義にあてはまらなくなることが大半になり，非定型群がもっとも多い，という現象が起きていたため，重症から軽症まで境界線を引かずに，連続体ととらえるようになった。診断基準の大まかな概要は表 10.2 に示した通りである。

　自閉スペクトラム症（autism spectrum disorder; ASD）の中核となる特徴として，①社会的コミュニケーションおよび相互関係における持続的障害，②限定された反復する様式の行動，興味，活動，が挙げられている。

　①の例としては，次のようなものがある。

・話し言葉の発達が遅れ，話しかけても反応しない，会話がかみ合わない。

・言語による指示や話の文脈が理解できない。

・アイコンタクトが乏しい，他者のジェスチャーや身振り，指差しの意味が理解できない。

・受身的あるいは一方的な対人交流をし，友人関係を築いたりさまざまな状況に適した行動をとるなどが困難。

　②の例としては，次のようなものがある。

・おもちゃを並べる，繰返し指をはじく，手をひらひらさせる，聞いた言葉をすぐに反復する（反響言語）など，常同的または反復的な動作を繰り返す。

・日常動作としての食事場面や常同的な挨拶の儀式的な行動など，特定の手順

を繰り返すことにこだわる。

- 特定の味や匂いへの執着，触覚に対する過度な敏感性，痛みや温度に対する鈍感性。
- 時刻表やカレンダー，生物や地理，電化製品や車のメーカー名，ゲームなど興味をもった領域に関して，きわめて限定的で固定された強力な関心。

これらの特徴は自閉スペクトラム症の子どもたちにみられるが，問題の程度は個々に異なる。

10.4.4　注意欠如・多動症

注意欠如・多動症（Attention-Deficit/Hyperactivity Disorder; ADHD）は<u>不注意・多動性・衝動性の3つの行動の特徴</u>をもつ発達障害であり，注意や行動を

表 10.3　**注意欠如・多動症の診断基準**（森ら，2014）

A1：以下の不注意症状が6つ（17歳以上では5つ）以上，6カ月以上持続
a．こまやかな注意ができずケアレスミスをしやすい
b．注意を持続することが困難
c．話を聞けないようにみえる（うわの空，注意散漫）
d．指示に従えず，宿題などの課題が果たせない
e．課題や活動を整理することができない
f．精神的努力の持続を要する課題を嫌う
g．課題や活動に必要なものを忘れがちである
h．外部からの刺激で注意散漫となりやすい
i．日々の活動を忘れがち
A2：以下の多動／衝動性の症状が6つ（17歳以上では5つ）以上，6カ月以上持続
a．着席中，手足をソワソワ，モジモジする
b．着席が期待されている場面で離席する
c．不適切な状況で走り回ったりよじ登ったりする
d．静かに遊んだり余暇を過ごすことができない
e．「突き動かされるように」じっとしていられない
f．しゃべりすぎ
g．質問が終わる前にうっかり答えはじめる
h．順番待ちが苦手である
i．他の人の邪魔をしたり，割り込んだりする
B：不注意，多動・衝動性の症状のいくつかは12歳までに存在
C：不注意，多動・衝動性の症状のいくつかは2つ以上の環境で存在（家庭，学校，職場……）
D：症状が社会，学業，職業機能を損ねている明らかな証拠がある
E：統合失調症や他の精神障害の経過で生じたり，説明することができない

コントロールする脳の機能の偏りが関連していると考えられているが，詳しい原因はまだわかっていない。

　個人差はあるものの，年齢の低い頃は，興味があるものを見つけると走りだしてしまってすぐに迷子になったり，じっとしていなければならない場面で立ち歩いてしまったり，高いところに上りたがったりするなどの落ち着きのない多動性・衝動性が多くみられるが，年齢が上がるにつれて，次第に多動性行動は減っていく。しかし，注意が散漫であったり，忘れ物や失くし物，ケアレスミスが多いなどの不注意が目立つようになり，日常生活に支障をきたすことが増える（表10.3）。

10.4.5　限局性学習症

　限局性学習症（specific learning disorders）は，全般的な知的能力に遅れはないのに，「読む」「書く」「計算する」といった特定の分野のみ著しく学習が困難な障害である。そのため，学業や就職，日常生活などに大きな支障をきたす。

　読字の障害は，形の似た文字を間違えたり，単語を理解するのが困難である。文章をどこで区切って読めばいいかわからず，読むのが遅く不正確で，内容を理解するのが困難である。書字表出の障害は，文字を左右逆さまに書いてしまったり，漢字を部分的に間違えたり，短い文章の中で文字のつづりを間違えたりする。文法や句読点を間違えたり，段落のまとめ方がうまくできなかったりして，自分の考えを書き表すことが困難である。算数の障害は，数字を読んだり覚えたりすることが困難で，数の概念や大小の理解が乏しいため，足し算や引き算，九九などの基礎が覚えられない。簡単な計算ができず，計算は遅く不正確である。また，「3番目（順番）と3つ（数）の違い」の理解が困難である。

　発達障害は，生まれつき脳の一部の機能に障害があるという状態である。しかし，まだ一般にはその事実は浸透しておらず，親の育て方に問題があったと思っている人が多い。それは，発達障害児をもつ親においても同じである。さまざまな症状を呈するわが子に厳しすぎるくらい厳しく接し，それでも子ども

の様子が変わらない，あるいは悪化するばかりだと嘆く親たちがいる。まずは，専門医の診察をしっかりと受けること，そして症状は脳の機能の問題であって，育て方によるものではないこと，それぞれの行動的な特徴について理解し，家族だけでなく，子どもと関わる周囲の人たち，あるいは教育や福祉の中で，どのように関わり対応していけばよいのかについて，公認心理師も一緒にチームに入って提案し考えていく必要がある。

10.5 小児がん

　がん（悪性新生物）とは，病的細胞の異常増殖による全身性疾患の総称である。主な小児がんには，白血病，脳腫瘍，神経芽腫，リンパ腫，腎腫瘍，骨肉腫等が挙げられる。小児がんの治療は，化学療法，放射線治療，手術などの外科的治療，抗がん剤などの薬物療法，造血幹細胞移植などを組み合わせて行われている。小児がんは発見が難しくがんの増殖も速いが，医学の進歩により化学療法を中心とした集学的治療は小児がんの治療成績の向上に貢献し，現在では75～80％が治癒するようになった（赤塚ら，2000）。そのため，現在では小児がんは慢性疾患として位置づけられている。しかし，これらの治療は数カ月から数年という長期にわたるものがほとんどである。

　がんを疑われる子どもは，それぞれのがんの種類により，発熱の持続，頭痛や嘔吐，貧血，出血傾向，関節痛，歩行障害などさまざまな症状を呈する。そのような中で，子どもたちは確定診断のための検査や処置を受けなければならない。見慣れない機器で複数種類の検査が行われ，中には痛みを伴うものもある。また，これらの検査は治療過程においても治療効果の判定のために繰返し実施されることが多い。そのため，子どもにとっては身体的心理的に大きな苦痛が伴う。医師・看護師を中心とした医療スタッフは，子どもの苦痛を少しでも取り除くためのケアを行っている。

　子ども自身への病気の説明については，子どもが自分自身の身に何が起きているのかについて理解できるよう，子どもの成長・発達に合わせて説明する。それには，治療や入院に対して見通しをもち，子ども自身が目指す生活が送れ

るように治療に取り組むこと，さらに家族や医療者とのコミュニケーションが円滑になることが含まれる。それは単に病気の説明というだけでなく，子どもが自分の病気についてどのように受け止めていくかに重点をおく。長期にわたる入院生活において，子どもは親やきょうだいと引き離され，保育園・幼稚園や学校にも行けずに寂しい思いをしている。そしてさまざまな治療が行われ，時にはつらい副作用が出ることもあり，その中で必死に我慢しながら生活を送っている。制限が多い入院生活そのものもストレスになっており，子どものセルフコントロール感や達成感を低下させ，拒否的，無気力的態度をとる様子が観察されることもある。したがって，公認心理師は外来や病棟で極力子どもたちと会うようにして，話を聴いたり，一緒に遊んだりしながら，子どもの様子を観察し，子どもの抱えるストレスの軽減や，子どもに自信をもたせて自己肯定感が高まるような関わりを図る。また必要に応じて，子どもと学校等とのつながりを考えて，入院中の子どもに対する学校等の先生・友達との関わりや退院後の受け入れや心理的サポートについて，園や学校の先生の相談に応じることもある。

　さらに，家族への援助も必要である。親は子どもの確定診断がつくまでは，不安や恐怖におののき，「なぜもっと早く気づいてあげられなかったのか」と自責の念を強く抱いている。また，子どもががんの診断を受けた際の親の衝撃は，計り知れないものがある。「自分のせいで子どもががんになったのだ」と自分自身を責め，抑うつ的になることもある。また，入院が長期にわたることも多いため，家庭生活と毎日の面会や付き添いという病院との二重生活，留守番として家に残してきている他の子どもたちへの対応など，多くのストレスや心配事を抱えている。そこで，公認心理師は，必要に応じて親あるいはきょうだいの面接を設定する。親あるいはきょうだい自身が自分の気持ちを表出して，考えや思いを整理し，親もきょうだいも小児がん患者と一緒に病気との闘いに取り組めるよう，家族全体を支援することが必要にもなる。

　そして，長期のフォローアップも重要である。特にがんの場合は，寛解までの5年間さらにその後も定期的な観察が必要となる場合が多い。初発が小学生でも，フォローアップしていくと高校生，大学生と子どもたちの年齢は上がっ

ていき，それぞれの時期の発達課題や悩みが出てくる。その発達時期特有の悩みのほかに，がん治療経験がさまざまな形で子どもたちの心の成長にも影響を及ぼしている。子どもたちが自分の問題に向き合い，解決，あるいは乗り越えていく過程を傍らで見守っていくのも公認心理師の役割である。

　一方で，小児がんの患者が亡くなることも経験することになるだろう。成人の緩和ケアやホスピスとは異なり，小児科のスタッフが終末期ケアを行うことが多い。公認心理師は，子どもと家族が残された時間を穏やかに過ごすことができるよう，コミュニケーションをとりながら配慮している。また，死別後の家族の心理的フォローも非常に重要である。子どもとの死別は，遺族，特に親にとって子どもの喪失感だけでなく，自責の念や怒り，無力感，絶望感，抑うつ感などさまざまな情緒的反応を生じさせる。さらに小児がん患者の死は，親にはもちろんのこと，患者のきょうだいにも大きな影響を与える。個別対応はもちろんのこと，子どもを亡くした親（きょうだい）の会などのセルフヘルプグループによる支援体制を充実させることも必要であろう。

10.6 子どもへの虐待

　児童虐待防止法（児童虐待防止等に関する法律）では，虐待を，「児童の人権を侵害し，心身の成長及び人格の形成に重要な影響を与えるものであり，将来の世代の育成にも懸念を及ぼすものである」とみなしている。そして，「保護者（親権を行う者，未成年後見人その他の者で，児童を現に監護するものをいう）がその監護する児童（18歳に満たない者をいう）について行う次に掲げる行為（後述）をいう」と定めている。これには，児童虐待を行うのは親だけでなく，親以外の子どもの保護者も含まれている。さらに虐待に相当する行為が行われているのであれば，たとえ子どものためにしつけと称して行われた行為であっても，子どもにとっては虐待となる。

10.6.1 胎児虐待

　海外では1980年代から，妊婦自身や配偶者または交際相手などが妊婦の腹

部へ暴力を振るう事例が胎児虐待として報告されていた。これは妊娠を否認あるいは拒否・否定している場合や，妊娠に対する葛藤が強い場合に生じ，以下の 4 つに分類されている。

1. 普段から過活動傾向のある人が，妊娠中も同じ生活を継続，または継続しようとする（連日の残業，飲み会，夜遊び，過度な運動，性生活など）。

2. 普段以上に不摂生な生活を送る（拒食や過食，暴飲暴食，自己誘発嘔吐・下剤の乱用，喫煙，アルコールや薬物の乱用など）。

3. 事故の多発（転倒，転落，腹部強打など）。

4. 妊婦のための母子保健事業を無視する，または活用しない（妊婦健診未受診，母子手帳の未発行，医師や助産師が立ち会わない自宅分娩など）。

　日本においても，2011 年に日本医師会や日本産科婦人科学会が，4 の妊婦健診の未受診や母子健康手帳の未発行の状況を「胎児虐待」として位置づけるなど，その認識は広まりつつある。

10.6.2 児童虐待

　児童虐待防止法では，次の 4 つを児童虐待と定めている。

1. 身体的虐待

　児童虐待防止法では，「児童の身体に外傷が生じ，又は生じるおそれのある暴行を加えること」と示している。具体的な外傷としては，打撲傷，あざ，骨折，頭部外傷，内臓破裂，やけどなどがあり，生命に危険のある暴行としては，殴る，蹴る，投げ落とす，激しく揺さぶる，首を絞める，熱湯をかける，熱したアイロンやタバコの火を当てる，異物を飲ませるなどといった直接危害を加えるもののほかに，寒い冬に戸外に締め出したり，縄などによって一室に拘束したりするなど身体の自由を拘束するものも含まれる。また，故意に過剰な薬物や毒物を与えるなどして，子どもを意図的に病気にさせるなどもここに含まれる。

2. 性的虐待

　児童虐待防止法では，「児童にわいせつな行為をすること又は児童をしてわいせつな行為をさせること」と示している。具体的には，子どもへの性交，性

的暴行，性行為の強要・教唆，性器を触るまたは触らせるなどの性的暴力，性器や性交を見せる，ポルノグラフィーの被写体にするなどがこれにあたる。他の虐待に比べ，外傷も発見されにくく，その様子が他人の目にふれることは非常に少ないため，他者から見て虐待を疑いにくい。しかし，年齢に不相応な過度の性的関心や行為，または着替えや入浴，一人になるのを嫌がる様子などは性的虐待を受けている子どもに特徴としてみられるため，注意深く関わる必要がある。

3. ネグレクト

児童虐待防止法では，「児童の心身の正常な発達を妨げるような著しい減食又は長時間の放置，保護者以外の同居人による身体的虐待，性的虐待，心理的虐待と同様の行為の放置その他保護者としての監護を著しく怠ること」と示している。具体的には，子どもの健康・安全への配慮を怠っている，子どもにとって必要な情緒的要求に応えていない愛情遮断，食事，衣服，住居などが極端に不適切で子どもにとって必要な世話を行わず，健康を損なうほどの無関心・怠慢，子どもの遺棄などが挙げられる。親がパチンコなどの遊びに夢中になり，自動車内や家に子どもを置き去りにし，熱中症死や餓死させるようなケースもこれに該当する。また，祖父母やきょうだい，保護者の恋人などの同居人が，身体的虐待や性的虐待，心理的虐待に該当する行為を行っているにもかかわらず，それを放置することも含まれる。特に年少者であるほど身体や生命への影響は大きく，また成長・発達にも影響する。

4. 心理的虐待

児童虐待防止法では，「児童に対する著しい暴言又は著しく拒絶的な対応，児童が同居する家庭における配偶者に対する暴力（配偶者の身体に対する不法な攻撃であって生命又は身体に危害を及ぼすもの及びこれに準ずる心身に有害な影響を及ぼす言動をいう）その他児童に著しい心理的外傷を与える言動を行うこと」と示している。具体的には，子どもに対する「殺すぞ」などといった身体・生命の危機を感じさせるような脅迫，子どもを無視したり，拒否的な態度を示すこと，「お前なんか生まれてこなければよかった」などと子どもの心を傷つける言葉を繰返し言うこと，「お前は何をやってもだめだ」など子ども

の自尊心を傷つけるような言動，きょうだい間においての明らかな差別，配偶者その他の家族に対し暴力を振るうことなども含まれる。

このような児童虐待を受けたと思われる児童を発見したときには，速やかに通告しなければならない，と児童虐待防止法第 6 条に定められている。病院等の組織において，子どもたちの観察あるいは面接の中で児童虐待が疑われるような話をきくことがあるが，その際にはそのことを速やかに上司に報告し，そこから病院長等に伝え，管理者から通告してもらうことになる。

虐待の予防としては，子育て支援の充実や周産期以降の母子保健活動，教育などが挙げられる。また，経済的困窮や地域からの孤立，うつ病などの保護者の疾患，アルコールやギャンブル依存，予期しない妊娠など虐待につながるリスクを抱えた親子を早期に発見し，関係機関が協働して相談や育児・家事支援にあたったり，子どもの一時保育を提供したりするなどの支援がある。

虐待を受けて育った子どもたちは，ともすると虐待を受けた体験を心の奥底にしまい込み，何事もなかったかのように振る舞うことがある。また，多動や衝動性，暴言や暴力，集中力・意欲の低下，自傷行為や反社会的行動を示す子どももいる。いずれも虐待によって愛着が形成されず，適切な人間関係を作ることが困難になっている。そして，子ども自身も自分を支援する周囲の大人とどのような関わりをもったらいいのかわからず，周囲が自分をどこまで受け入れてくれるのか，過度に甘えたりあるいは反抗的な態度をとったりするなど，大人を試すような行動をとることもある。さらには，幼児期の愛着の障害が，行為障害，反社会性パーソナリティ障害につながる可能性も示唆されている。また，虐待によって生じる大きな情緒的影響としては心的外傷後ストレス障害（PTSD）がある。さらに，虐待された理由を「自分が悪い子だから」「愛されるに値しない存在だから」ととらえて，自己概念に障害が生じていることもある。そこで，虐待を受けてきた子どもたちには，安心できる場所を提供し，そこでの安定した生活を通して，受容的な関わりの中で愛着を再形成し，生活や学習を支援しながら心のケアをしていく必要がある。

●練 習 問 題

1. 公認心理師が産科において主として関わる問題について，説明してください。
2. 発達障害について説明できるようにまとめてください。
3. 子どもへの虐待について説明してください。

●参 考 図 書

鈴木 伸一（編著）（2016）．からだの病気のこころのケア——チーム医療に活かす心
　　理職の専門性—— 北大路書房
　チーム医療のメンバーとしての心理職の役割について，さまざまな病気の具体的
な事例から記されており，専門的に学びたいと考える人には有益であろう。

永田 雅子（編著）（2016）．別冊発達32 妊娠・出産・子育てをめぐるこころのケ
　　ア——親と子の出会いからはじまる周産期精神保健—— ミネルヴァ書房
　まだ数は少ないが，妊娠・出産をめぐる周産期医療に第一線で携わっている専門
家が執筆しており，この領域の心理臨床活動について学びたいと考える人には有益
であろう。

ブラック，D. W.・グラント，J. E. 髙橋 三郎（監訳）下田 和孝・大曽根 彰（訳）
　　（2016）．DSM-5 ガイドブック——診断基準を使いこなすための指針—— 医
　　学書院
　DSM-5 についてのガイドブック。診断基準だけではなかなかわかりにくい点につ
いても，詳しく解説されている。

津川 律子・花村 温子（編）（2021）．保健医療分野の心理職のための対象別事例集
　　——チーム医療とケース・フォーミュレーション—— 福村出版
　保健医療分野の各機関で心理職がどのように心理支援を行っているのか。子ども
から高齢者までの架空の事例からそれぞれの実際の仕事ぶりが理解できる。

11

脳神経内科と
リハビリテーション

　脳神経内科は，脳や脊髄，筋肉など神経が関わる病気を扱っている。精神症状から身体症状まで多岐にわたる症状や神経系の異常を同定することに始まり，急性期から維持期まで長期にわたる支援を行うことが特徴である。そのため，多職種連携が前提となっている。患者に対する伴走的心理支援においては，認知心理学や神経心理学の知識に基づいたアセスメント技術とともに，直面する患者の実存的苦悩にひるまず，人の尊厳への畏れや自己決定の価値に向き合う覚悟が必要である。

11.1　脳神経内科の概要

11.1.1　脳神経内科とは

　脳神経内科は「脳や脊髄，筋肉の病気を内科的にみる科」であり，脳血管障害（脳卒中），パーキンソン病，てんかん，認知症，頭痛，神経難病など，脳を中心とした神経系の障害を治療の対象としている。

　上記の疾患を対象とした医療は古くからあるものの，神経内科や神経科などさまざまな名称の診療科で提供されていた。また患者からすると，神経精神科，精神科，心療内科などは，神経科や神経内科，神経外科との区別がつきにくく，誤解を招きやすい。このような現状を踏まえて，2017 年，日本神経学会は，脳や脊髄，筋肉の病気を内科的にみる科を「脳神経内科」という名称で統一していくことを提言し，今日に至っている（日本神経学会，2017）。

　脳神経内科という名称をめぐっては，「神経」という言葉が多義的に使われていることも混乱を強める一因であろう。神経を語源にもつ「ノイローゼ」という言葉は，日本語では「神経症」とほぼ同義に扱われ，いわゆる適応障害や心因反応など，脳や身体の器質的変化を伴わない，不安を中心とした精神症状が中心となる状態像を指して用いられる。つまり，神経細胞や神経系の器質的な異常がないにもかかわらず，「神経症」「ノイローゼ」とよばれてきたのである。そのため，神経科や神経内科が対象としない心因反応や適応障害も，診療対象と誤解されることがある。また，精神分析理論では患者の病態のとらえ方の一つに病態水準という概念が普及し，「神経症水準」は精神疾患の中でも現実検討能力や自我同一性が比較的保たれた水準を指す言葉として用いられていることから，あたかも神経内科や神経科が精神疾患全般を扱うイメージができたのかもしれない。このような背景から，神経や精神などの言葉が含まれている診療科の区別が難しくなってしまった現状がある。

　診療科にはそれぞれ特徴がある。神経精神科・精神科と脳神経内科の違いは，神経精神科・精神科では気分障害や精神疾患などの精神症状を中心とする疾患を主な治療対象としているのに対し，脳神経内科は，身体症状が多発する神経系疾患を主な治療対象にしている。具体的には，脳の神経や血管の障害の結果，

身体に麻痺があったり，**高次脳機能障害**が生じたりしている患者を診療している。ただし，脳神経内科，精神科のどちらでも治療が可能な疾患もあり，認知症やてんかんはその代表的なものである。

　脳神経外科は，急性期の脳の受傷に対して手術などの外科的治療を行う診療科である。また心療内科は，本来は内科の一部であり，症状の増悪に心理社会的要因が強く影響している内科系身体疾患の患者を対象としているが，実際には，精神科への受診を敬遠した，不安やうつ，パーソナリティ障害などの精神症状を中心とする患者が受診しているケースも多い。特に診療所やクリニックなどの病床をもたない心療内科ではその傾向があり，心理相談室を併設して保険外で心理的支援を行っていることもある。

11.1.2　脳神経内科の特徴

　交通事故などの頭部外傷や，突然の意識消失，急に言葉が出なくなる，手足がしびれて動かしにくい，といった症状が現れると，脳にダメージが生じていることが予想されるため，救急外来などに運ばれる。治療の遅れは落命や障害の程度に影響することから，できる限り早く治療にあたる。ここで脳の手術を担当しているのは脳神経外科である。一方，急性期を過ぎ，脳の障害範囲がほぼ安定してくると，その後の医療の目的は，救命から徐々に機能回復や社会復帰に切り替わっていく。術後の状態が安定してからは，担当も脳神経外科から脳神経内科に移り，脳や神経の状態をアセスメントしながら，リハビリテーションが並行して行われる。

　このように，脳損傷の治療プロセスにおいて，脳神経内科は受傷後の急性期直後からリハビリテーション期に至るまで，一人の患者に対して長期の支援を行うという特徴がある。また，若年者に多い交通事故による外傷患者から，高齢者に多い脳卒中や認知症などの患者も扱うことから，対象となる患者の年齢幅がきわめて広い。このような特徴をもつ診療科であるがゆえに，関わる専門職も多岐にわたっている。そこでは，患者一人ひとりの目標を多職種間で共有しながら，個々の専門性を発揮する，という多職種連携がきわめて重要になる。

11.1.3 リハビリテーションとは

脳神経内科は，リハビリテーションとは切り離せない診療科でもある。

WHO は，リハビリテーションを「能力低下やその状態を改善し，障害者の社会的統合を達成するためのあらゆる手段を含んでいる。リハビリテーションは障害者が環境に適応するための訓練を行うばかりでなく，障害者の社会的統合を促す全体として環境や社会に手を加えることも目的とする。そして，障害者自身，家族，そして彼らの住んでいる地域社会が，リハビリテーションに関するサービスの計画と実行に関わり合わなければならない。」と説明している (World Health Organization, 1981)。リハビリテーションという用語からは，身体機能の訓練を想像することが多いかもしれないが，WHO の説明からもわかるように，身体機能の回復のみならず，障害者が社会の中で生活していくことができるようにするための手段全般を指している。そのため公認心理師は，障害を負った患者の社会生活に向けた心理的支援を行うスタッフとして，リハビリテーション部門に配置されていることもある。

リハビリテーションの種類には，理学療法，作業療法，言語聴覚療法，認知リハビリテーションなどがある（表 11.1）。なお，認知リハビリテーションに

表 11.1　リハビリテーションの種類

リハビリテーション	説明
理学療法	病気，けが，高齢，障害などによって運動機能が低下した状態にある人々に対し，運動機能の維持・改善を目的に運動，温熱，電気，水，光線などの物理的手段を用いて行われる治療法。（理学療法士協会ホームページより）
作業療法	人々の健康と幸福を促進するために，医療，保健，福祉，教育，職業などの領域で行われる，作業に焦点を当てた治療，指導，援助である。作業とは，対象となる人々にとって目的や価値を持つ生活行為を指す。（作業療法士協会ホームページより）
言語聴覚療法	ことば，きこえ，食べることの障害のある方を対象に，機能面の改善や自分らしい生活の構築などを通して，生活の質を高めるための支援をするリハビリテーションの一領域（国立障害者リハビリテーションセンター病院ホームページより http://www.rehab.go.jp/hospital/department/rehabilitation/st/）
認知リハビリテーション	高次脳機能（認知機能）に焦点を当てたリハビリテーション。

ついては，後の項で詳述する。

1. 理 学 療 法

　病気やけが，高齢，障害などによって身体機能が低下した患者に対して運動療法や物理療法による治療を提供するものを**理学療法**という。運動療法では，筋力強化や関節の可動域の改善，また身体のバランスの回復を目指したリハビリテーションが行われる。物理療法とは，身体に外から物理的エネルギーを与え，痛みや血流の改善，筋緊張の緩和などを目指すリハビリテーションである。物理療法では専用の機器を用いて，温熱，けん引，電気，光線，寒冷などの刺激を与え，身体機能の回復を目指す。

2. 作 業 療 法

　作業療法とは，心身の障害がある人に対して作業を通じたリハビリテーションを行う。日本作業療法士協会では，「作業」を「対象となる人々にとって目的や価値を持つ生活行為」であり，作業には「日常生活活動，家事，仕事，趣味，遊び，対人交流，休養など，人が営む生活行為と，それを行うのに必要な心身の活動」があると説明している。つまり，日常生活の中で行うさまざまな動作の回復を目指したリハビリテーションである。治療には，生活場面で用いる動作が含まれる作業，具体的には，手や指先を使う手工芸の製作，積み木やパズルなどが用いられる。作業療法は心理的支援と共通点が多い。生活全般で行い得る作業を想定したリハビリテーションであるため，単に運動機能が向上すればよいわけではなく，作業を行おうとする意欲や動機づけの向上，他者と円滑に関わる対人スキルが必要となる。たとえば高次脳機能障害をもつ人の対人交流の回復を目指したリハビリテーションでは，他者との関わりを必要とする作業を徐々に取り入れるなどして，社会機能の向上を図っている。

3. 言語聴覚療法

　言語聴覚療法は，「話す・聴く・食べる」の機能に障害がある患者へのリハビリテーションを行うものである。脳卒中患者が多い脳神経内科では，失語や高次脳機能障害をもつ患者が多く，言語聴覚療法はもっともニーズが高いリハビリテーションである。失語症，高次脳機能障害があると，人とのコミュニケーションが難しくなってしまう。そこで言語に関わる脳機能の回復や，失われ

た機能の補償を目指した介入が行われる。また，**構音障害**（音を作る器官や機能の障害）がある患者への発声練習，**嚥下障害**（食事を飲み込む動作の障害）がある患者への嚥下体操やマッサージの実施などを行う。特に嚥下障害の患者へのリハビリテーションは，食べ物が肺に入って起こる誤嚥性肺炎や窒息の予防につながることから，重要なリハビリテーションである。

11.1.4　脳神経内科・リハビリテーション部門における心理職の役割

ここまでみてきたように，脳神経内科はリハビリテーション部門とともに，急性期から回復期までの長期にわたって患者の治療に関わっている。

特にリハビリテーション部門には，医師・看護師に加えて，理学療法士，作業療法士，言語聴覚士，医療ソーシャルワーカー，介護福祉士などが配置され，そこに公認心理師も加わって連携して支援にあたっている。

医療機関における公認心理師が行う心理支援の実態調査（日本公認心理師協会，2022）では，調査対象となった医療機関のうち，医療機関分類では一般病院の35.2％，精神科病院の20.8％において，「高次脳機能障害・脳血管障害」への心理支援を行っていた。

具体的な支援の内容は，多い順に心理検査80.5％，チーム医療・連携67.5％，家族支援39.3％，入院心理面接（個人）37.7％，外来心理面接（個人）32.5％，心理教育31.4％となっている。

高次脳機能障害・脳血管障害の治療において，公認心理師は，神経心理学的アセスメントとうつ病などの精神医学的問題のアセスメントを中心に，**認知リハビリテーション**や精神医学的問題への心理療法，それらを踏まえた**心理教育**，また患者の社会復帰に向けて，**就労支援**や病院内外の他部門，他機関と連携した支援を行っている。連携先をみると，大学への復学支援，企業への復職支援，作業所等からのアセスメントの依頼に応じた心理アセスメントの実施，運転免許センターとの連携など多岐にわたっている。いずれも，患者本人が自身の障害への理解を深め，前向きにリハビリテーションに取り組めるよう心理的支援を行っている（**表11.2**）。

表 11.2　**高次脳機能障害（リハビリテーション）の支援における公認心理師の活動**
（日本公認心理師協会，2022）

心理検査
- 神経心理学的アセスメント＋精神医学的問題のアセスメント。
- 評価は高次脳機能と精神症状・心理的機制に跨がる専門性から病状理解や状況改善の糸口を探る。
- 運転に関する神経心理学的評価も行っている。

心理教育
- 病識を持ち，自分の状態を理解しリハビリに取り組めるよう援助する。訓練の中で，そこでの様子をフィードバックしながら心理教育を行っている。

個別心理面接
- 認知リハビリテーションと，精神医学的問題への心理療法等を実施している。

家族支援
- 本人や家族の希望によって対応。

就労支援
- 作業療法士が中心であるが，連携して行う。本人の希望があれば，企業の担当者へ障害や支援の説明も行う。

院内連携
- 医師や看護師の他，リハビリテーション職との連携，コンサルテーションが多い。
- スタッフ教育を行う。

院外連携
- 大学の復学支援，作業所，福祉事務所の依頼で利用者の再評価。運転支援で，自動車学校，運転免許センター等と連携。

11.2　脳卒中と高次脳機能障害の概要

11.2.1　脳 卒 中

　脳は人のすべての機能と関わるきわめて重要な臓器であり，脳に血液がうまく届かなくなると，正常に機能しなくなる。脳の血管に異常が生じた結果，脳が機能障害に陥る疾患は，脳血管疾患とよばれる。脳卒中は，その一部である（図 11.1）。

　脳卒中はさらに，脳の血管が詰まる脳梗塞，脳の細い血管が裂け出血する脳出血，くも膜の下の動脈が破れて出血するくも膜下出血に大別される。一過性脳虚血発作は，脳血管障害による症状が出るものの 24 時間以内に治まってしまう状態のことであり，脳卒中の前駆症状として知られる。脳卒中は，意識障害を伴うことが多く，急性期には脳神経外科などでの手術などの対象となり，

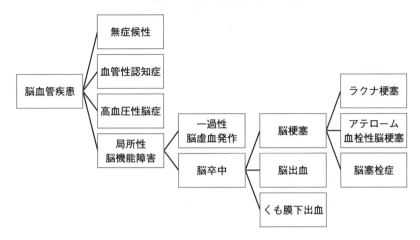

図11.1 脳血管疾患と脳卒中

重篤な場合には死に至る。また救命できた場合も，脳の虚血によって脳機能が障害され，高次脳機能障害を引き起こす可能性が高い。そのため，発症直後の救命措置が終わると，脳機能の回復のためのリハビリテーションが導入される。また，いずれの場合も生活習慣病や加齢がリスクファクターとなることから，過労を避け，生活習慣の改善を図ることや，血栓を防いだり，血圧を下げたりするための服薬などの内科的な治療が行われる。

11.2.2 脳卒中患者の支援事例

　Aさん（55歳・女性）は，家族と食事中に急に会話をしなくなってほどなく倒れこみ，救急搬送されて脳梗塞と診断された。急性期病院で緊急手術を受けて救命され，2週間後にはリハビリテーション病院に転院し，回復期リハビリテーションを開始した。

　Aさんは，前頭葉が障害されており，注意障害，見通しや計画性のなさ，処理速度の低下，記憶障害が認められた。麻痺はないが，2週間の入院で筋力の低下が起きて，脳の損傷も影響したふらつきが生じていた。頻繁に不安を訴え，泣いていることも多かった。

　医師，看護師，理学療法士，作業療法士，公認心理師，医療ソーシャルワー

カーなどからなる医療チームは，アセスメント結果を基にカンファレンスを開き，Ａさんが自宅での生活の復帰に意欲をもてるように働きかけながら，最初に処理速度を上げる訓練を行い，徐々に前頭葉機能の回復を目指すこととした。

　理学療法士はふらつきによる転倒を予防するために，関節の柔軟性を高める運動訓練を行った。作業療法士は，最初は前頭葉に負荷をかけない単純作業を一緒に行い，少しずつ慣れてスピードが上がってきた頃から，Ａさんが予定の見通しをもてるようにするために，環境調整を行った。具体的には，目覚めるとすぐに視野に入る位置にホワイトボードを設置し，前日夕方に次の日の予定をＡさんと一緒に記載するようにした。また公認心理師は，認知リハビリテーションとして注意機能を刺激する課題を反復して実施するとともに，不安の低減を目的に週2回30分の個別面接を行った。面接では，不安を低減するための具体的な方法を箇条書きにして，一つひとつ解決していった。また医療ソーシャルワーカーは，受傷前のＡさんの生活の様子を家族から聞きとり，退院後に見込まれる介護保険の利用を家族に説明した。

　3カ月後には入院時よりも長く集中して作業ができるようになり，4カ月を過ぎる頃には，自らホワイトボードを見て作業療法室やリハビリ室に移動することができるようになった。しかし，退院後に完全に元の生活に戻ることは難しいことが予想されたため，看護師と公認心理師が参加して，同居家族とＡさん自身に前頭葉機能障害の理解を目的とした心理教育も行った。理学療法士と公認心理師は家族からＡさんの在宅での生活環境について聞きとり，自宅でできる環境調整を提案して家族に協力を求めた。

　全体を通して，スタッフ全員がＡさんの動機づけを高める働きかけを行えるよう，公認心理師は**動機づけ面接**に基づいた声のかけ方をスタッフ全員にコンサルテーションした。

　退院に向けて，医師や看護師が服薬の継続や生活習慣の改善に向けた指導を行い，退院後は訪問看護による支援の導入を視野に，在宅介護サービス担当者と退院前カンファレンスを行った。

11.3　高次脳機能障害

11.3.1　高次脳機能障害とは

　高次脳機能障害とは，医学的には脳損傷に起因する認知障害全般を指し，この中にはいわゆる巣症状としての失語・失行・失認のほか，記憶障害，注意障害，遂行機能障害，社会的行動障害などが含まれる。この定義に基づくと，認知症のような知能全般の低下と高次脳機能障害の違いはわかりにくい。しかし，事故や脳出血による脳損傷によって遂行機能や失語に障害があるために元の社会生活に戻れない患者の場合，年齢も相対的に若く，認知症のように徐々に症状が進行していくというわけではない。受傷後の早い時期からのリハビリテーションによって機能回復の可能性がある場合も多く，徐々に発症し悪化していくアルツハイマー型認知症などとは，必要とする支援も大きく異なっている。

　こうした背景から，厚生労働省は高次脳機能障害支援モデル事業を経て高次

表 11.3　令和 4 年版高次脳機能障害診断基準（三村，2023）

診断基準

Ⅰ　主要症状等
1. 脳の器質的病変の原因となる疾病の発症や事故による受傷の事実が確認されている。
2. 現在，日常生活または社会生活に制約があり，その主たる原因が記憶障害，注意障害，遂行機能障害，社会的行動障害などの認知障害である。

Ⅱ　検査所見
脳 MRI，頭部 CT，脳波などにより認知障害の原因と考えられる脳の器質的病変の存在が確認されているか，あるいは医学的に十分に合理的な根拠が示された診断書等により脳の器質的病変が存在したと確認できる。

Ⅲ　除外項目
1. 脳の器質的病変に基づく認知障害のうち，身体障害として認定可能である症状を有するが上記主要症状（Ⅰ-2）を欠く者は除外する。
2. 発症または受傷以前から有する症状や検査所見が存在する場合には，発症または受傷後に新たに現れた症状や検査所見に基づき診断し，それらが十分とは言えない者は除外する。
3. 先天性疾患，発達障害，進行性疾患，周産期における脳損傷を原因とする者は除外する。

Ⅳ　診断に際しての留意事項
1. Ⅰ～Ⅲをすべて満たした場合に高次脳機能障害と診断する。
2. 高次脳機能障害の診断は脳の器質的病変の原因となった外傷や疾病の急性期症状を脱した後に行う。
3. 神経心理学的検査の所見を参考にすることができる。

脳機能障害の定義を定めた。これにより，認知機能の障害で社会生活に支障があって，かつ全般的な知能低下を示す認知症とは異なる支援を必要とする患者への支援を行う体制が整えられた（国立障害者リハビリテーションセンター，2008）。なお令和 5 年現在，ICD-11 に合わせた定義の改訂中である（表 11.3）。

11.3.2　神経心理学的アセスメント

　神経心理学的アセスメントとは，脳神経疾患や精神疾患，発達障害などによって高次脳機能の障害が疑われている被検者（対象者）に対して，障害の有無と重症度を，面接，観察，検査，実験などを使用して客観的に評価する技法である（山下，2019）。アセスメントの目的の一つは，脳のどの局在が障害されているかの情報を得て，診断をつけるためである。しかし受傷後，患者がリハビリテーションを行い，機能向上と社会復帰を図る上では，診断にとどまらず，脳機能を精査し現在残っている機能を把握して，リハビリテーションの計画を立てることや，日常生活に脳の機能障害がどのように影響があるのかを把握することが，アセスメントの大きな役割である。

　記憶，注意，遂行機能，知能，失語，失行・失認などの高次脳機能について，それぞれに細かな検査や面接法がある（表 11.4）。それぞれの障害でどのような症状が現れるのか，脳の機能局在や責任病巣の概要についての知識が必要になる。

　高次脳機能の検査は，標準化され市販されたものもあるが，一方で時計描画テストのようにいくつかの実施方法があり，結果の分析についても標準化されたデータがないものも多い。高次脳機能の医療に携わる公認心理師は，単に検査を覚えて実施できるということだけではなく，一つひとつの検査項目について，どのような脳機能を測定しているのかを理解し，必要があればその場で，確認のための質問をすることも必要である。また，新しい脳機能の検査方法についての学術論文には目を通して，自ら検査に関する新しい知見を学ぶことが欠かせない。

表 11.4　**主要な神経心理学検査**（袴田，2016）

高次脳機能領域			代表的な検査
知能全般	包括的検査		（成人）WAIS-Ⅲ，RBANS，COGNISTAT，（児童・青年）Wechsler 式知能検査（児童版）第 4 版（WISC-Ⅳ），Binet 式知能検査，Kaufman 式児童用アセスメント・バッテリー（K-ABC），Das-Naglieri 認知評価システム（DN-CAS）
	非言語性検査		Raven 色彩マトリックス検査，コース立方体組み合わせテスト
	認知症		（スクリーニング）HDS-R，MMSE，時計描画テスト（CDT），N 式精神機能検査（認知機能評価），Alzheimer 病評価尺度（ADAS）
	軽度認知障害		（スクリーニング）Montreal 認知アセンスメント（MoCA）
言語	包括的検査		（失語症）SLTA，WAB 失語症検査
	聴覚的理解		トークンテスト
	喚語		口頭による語連想検査，Boston 呼称検査
注意	包括的検査		CAT
	選択的注意		抹消・検出検査，ストループ課題，トレイルメイキングテスト（TMT-A）
	転換の注意		PASAT，TMT-B
	持続性注意		CPT
記憶	包括的検査		WMS-R
	言語性短期記憶		三宅式記銘力検査
	視覚性短期記憶		Benton 視覚記銘検査，Rey-Osterrieth の複雑図形
	聴覚性短期記憶		Rey-Osterrieth の聴覚性単語学習検査（AVLT）
	長期記憶		自伝的記憶検査，クロヴィッツテスト
	日常生活上の障害		RBMT
前頭葉に関連する機能	包括的検査		Frontal Assessment Battery（FAB）
	流暢性		流暢性テスト（語・文字・意味・デザイン）
	遂行機能	問題解決力	実行時計描画課題（CLOX），Porteus 迷路検査，Hanoi の塔課題，London 塔課題
		心的柔軟性	（注意・概念の転換）WCST，ストループ課題，TMT-B
		ワーキングメモリ	（聴覚性）PASAT，（視覚性）N バックテスト
		日常生活上の問題	BADS
	行動制御意思決定		Iowa ギャンブリング課題，逆転学習課題
知覚	包括的検査		（視覚）VPTA
	半側空間無視		BIT
行為	包括的検査		（失行）SPTA-Ⅱ

11.3.3　高次脳機能障害患者の支援事例

　Bさん（26歳・男性）は，大学院修了後大手メーカーに勤務して2年目。通勤中に大型トラックにひかれ，救急搬送されて右前頭葉を中心とした脳損傷で，半月ほど意識が戻らなかった。しかしリハビリテーションを経て，半年後には家族と共に自宅で暮らすことができるまでに回復した。日常生活動作（ADL）にはほぼ問題がなく生活でき，ウェクスラー式知能検査では類似，語音整列と記号が著しく低下（評価点2〜5）していることがうかがえるものの，それ以外の下位検査は評価点9〜13であった。失語症も認められなかった。しかし，家ではボーッとしていて，入浴や食事なども，誰かがBさんに声をかけない限り，動こうとしない（**発動性**の低下）。また，記憶障害が顕著で5分前のことも忘れてしまう。退職せざるを得なかった仕事については，Bさん自身は退職したことを認識できず，家では何度も会社に行こうとする様子がみられた。同居している母親は，将来有望だった息子が若くして事故に遭い，大きな障害を負ったことを不憫に思い，日頃の声掛けの負担も相まって高いストレス状態となっていた。本人も，仕事に行こうとすると否定されることや，実際に病前よりもスムーズに物事を理解し対応できないことに抑うつを感じていると考えられた。

　多職種による検討の結果，同居家族の負担が大きいことや，身体機能がおおむね回復しており，年齢も若いことを踏まえ，障害者雇用あるいは作業所などの選択肢を検討することを目的に，3カ月入院することとなった。

　入院時に，WAIS-IV，WMS，リバーミード行動記憶検査，ベントン視覚記銘検査，トレイルメイキングテスト，標準失語症検査，ADL評価，QOL評価，SCTが行われた。総合的にみると記憶障害の直接的な改善のリハビリテーションではなく，記憶障害に対する**代償手段**の獲得と，自尊心の回復を目的とした支援が行われることとなった。そして，最終的には定期的に就労することを目標にすることとした。

　まず，生活全体の活性化を図る必要があることから，理学療法士と一緒にダンベルやエルゴメーター（固定式の自転車）を使った筋力アップを行い，午後からは同年齢のグループでの卓球クラブに参加するようにした。作業療法士は

整容や入浴などについて，1日の時間とともにホワイトボードに示してスケジュールを見える化し，時間になったら「入浴に行きましょう」と音声が出るようなスマートフォンアプリを活用して，Bさんが行動を起こすためのアラートを行うようにした。入院3週間後には，アプリのアラートで自ら入浴に向かうことができるようになってきた。また，必要なことをメモリーノートに記す習慣をつけるために，看護師が日々，メモリーノートを話題に出すようにした。同時に，看護師も一緒にメモリーノートに必要なことを記録したり，Bさんと確認したりすることを頻回に行うようにした。公認心理師は，Bさんとの個人面接の中で，Bさんが以前はできなくても，今はできるようになったことを実感できるように，訓練の成果を一緒にメモリーノートに書き出し，解決志向アプローチで前向きに課題に向き合うようにした。2カ月経過した頃，Bさんは心理師との面接の予定をメモリーノートで確認すると，成果を自らノートに記録して面接に持参するようになった。

　1カ月が過ぎ，少しずつできることが増え，意欲の高まりがみられてからは，他者との交流が円滑に行えるように，メモリーノートを活用して，院内サークルに参加するようにした。その中で，自分の努力や改善を報告して，他者から肯定的なフィードバックをもらえるようにした。また，8回目の参加の頃からは，なじみのメンバーと一緒に身体を動かすゲームで盛り上がったり，メンバーに「この前食べたご飯は，おいしかったですね」と話しかけたりする様子がみられるようになった。そこからは，参加者の顔の記憶が少しずつ定着し始めたように思われた。

　Bさんは，高次脳機能障害について自ら知りたいという気持ちが強くなり，メモリーノートを活用しながら，自分の高次脳機能障害の特徴を人に伝え，どのようなときに助けてほしいのかを説明することができるようになった。

　Bさんは退院後2カ月ほどで作業所に通うことができるようになり，家族の負担も軽減した。それと同時に，Bさん自身の生活リズムも整い，また身体的にも活性化して，以前よりも自ら人に話しかけたり，食べたいものについて話したりすることも増えた。時々，母親の手助けをうっとうしく感じることがあるのか，一人暮らしをしたいという希望が出てきた。現在は，そのために必要

な訓練や環境調整を続けているところである。

11.4 認知リハビリテーション

11.4.1 概　要

　認知リハビリテーションとは，脳血管疾患等によって障害された認知機能を刺激して改善していくプロセスや介入を指す。認知リハビリテーションには，言語聴覚療法の一部も含まれるが，「話す・聴く・食べる」だけではなく，記憶や理解，注意などの高次脳機能の直接的な機能回復に始まり，より社会生活に即した環境に適応するための介入を経て，就労や就学を目指した介入計画が立てられる包括的なものである。脳神経内科は，多くの場合リハビリテーション部門とも連携しながら，急性期から社会生活への適応までを支援する。

11.4.2 基本的な考え方

　認知リハビリテーションは，脳の機能の特徴を踏まえて，以下の 3 つの視点で行われる。

　1 つめは，障害された機能を反復して使い，課題の難易度を徐々に上げていくことである。2 つめに，障害を受けた神経系と保持されている神経系の機能レベルの差に着目して，保持されている神経系を刺激することで，障害を受けた神経系を用いた課題の成績を向上させるように働きかける。3 つめには，基本的な機能障害の回復が見込めなかったとしても，その障害を代償し生活を送ることができる方法を考えることが重要である。

11.4.3 認知リハビリテーションのプロセス

　渡邉（2012）は，認知リハビリテーションのプロセスを図 11.2 のようにまとめている。

　急性期には，自然回復はもちろん，相対的に高いリハビリテーション効果が認められることから，機能回復に向けたリハビリテーションが行われるが，時間経過とともに，障害された機能の代償のためのリハビテーションを進めて社

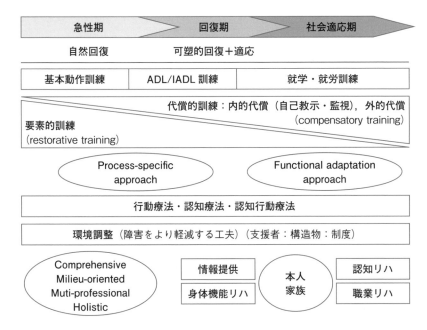

図 11.2　認知リハビリテーションのプロセス（渡邉，2012）

会への適応を図る。

　また，環境調整はすべてのプロセスで実施される。ここでいう環境調整は，物理的環境の調整だけでなく，リハビリテーションの介入と目的を合わせて系統的に実施される物理的・人的環境を含んだものである。

　このように，認知リハビリテーションは，患者の障害された認知機能の回復のみを目指すものではなく，患者が「生活の質を保ちながら生活していく」ことを包括的に目指す。

11.4.4　認知リハビリテーションの実際——Positive Behavior Interventions and Supports（PBIS）を例に

　高次脳機能障害でも生じる，社会的場面での行動障害に対するリハビリテーションとして近年，Positive Behavior Interventions and Supports（PBIS；ポジティブ行動支援）が注目されている。PBIS は，従来のリハビリテーションよ

りも包括的なアプローチであり，患者の認知機能障害の部分のみを取り上げず，患者の生活の質や自尊心への配慮を重視した，全人的アプローチである。

　これまで，学習理論を用いた行動変容のための介入は，脳機能に障害をもつ人に多く適用されてきた。その多くは，偶然に生じた適応的な行動を強化して，望ましい行動の生起頻度を増やし，相対的に不適応的な行動を減少させることを狙ったオペラント学習による行動変容であった。しかし，前頭葉内側部の障害は，そもそも発動性が低下するためにオペラント行動が生じにくくなることから，学習プロセスそのものが生じにくい。また，オペラント行動とそれに続く環境変化の連合（**行動随伴性**）が学習されにくいという場合もある。

　そこで，高次脳機能障害によって行動上の不適応に陥りやすい患者に対して，単にオペラント学習としての介入をするだけでなく，より肯定的な体験を多く

表 11.5　**PBIS の手順・留意点**（渡邉，2012）

（A）	評価：問題行動の背景となる環境要因，心理的要因と問題行動を引き起こす契機となった出来事，そして問題行動とその結果について分析を行う。
（B）	問題行動の引き金となった出来事は避ける。例えば，作業が難しいためにそれを回避しようとしてイライラが見られる場合，作業を簡易なものにする。気に入らない人が横に座ると，そわそわする場合，その人は横に座らない配慮を行う。
（C）	コミュニケーションは肯定的内容にする。小言や注意はなるべく避ける。
（D）	問題行動が起きないような行動を身につけるように指導する。例えば，イライラが生じる前に，「わかりません，教えてください」「ちょっと休みます」などと話せるようにする。不満感や怒り，気に入らない感情がわいてきたら，自ら部屋を出るようにする。
（E）	脳損傷者本人が"意味がある"と感じることを行う。そのためには，スタッフや家族と，本人との打ち解けた意見交換が必要となる。
（F）	困難な作業がある場合でも，その前に，本人にとって楽しい時間を持つようにする。例えば，仕事の前に好きなビデオを見るなど。
（G）	どんな作業や活動でも，必ず成功体験を取りいれる。
（H）	脳損傷者と接するすべてのスタッフ（家族含む）が，共通の認識のもと，PBIS に参画する。
（I）	失敗のない学習。失敗経験は問題行動をむしろ引き起こしやすくする。
（J）	日常生活はなるべくシンプルにわかりやすくする。絵や文字の掲示もよい。
（K）	誰かの役に立つような役割を持つようにする。掃除をする，買物をするなど。
（L）	社会との交流を定期的に持つこと。例えば，好きなカラオケサークル，パソコン教室。
（M）	問題行動は，本人が困惑していることを示すサインであることを認識する。PBIS に関する計画は，この問題行動に対して策定されるものであり，目立ちすぎないようにする。

もてるような環境調整も合わせて，それらを統一的に行うことで適応的な行動を強化していくことを狙った介入が，PBISである。具体的には，不適応行動が生じやすい環境（先行条件）を特定し，その環境を避けることや，不適応行動の代わりにとるべき行動を具体的に示すこと，適応行動が生じやすい環境を整えることなど，行動変容だけでなく，患者の日頃の生活がより快適な気分となるような工夫が，介入とセットで行われるのである。PBISについて，渡邉（2012）は，表11.5のような留意点を提示している。

11.5　ま と め

　ここまでみてきたように，脳神経内科では認知心理学や神経心理学などの知識を基に，脳機能とその障害のアセスメントを行い，その結果を基に認知リハビリテーションによって機能回復と生活への適応を図る支援に公認心理師が貢献できる。脳機能のアセスメントとリハビリテーションに関わる公認心理師は多いとはいえないが，脳科学の進展に伴い，そのニーズは高まっている。一方，脳の障害は患者の生活に大きく影響するため，患者やその家族などに対して，長期にわたる，伴走的な心理的支援が必要になる。そのとき公認心理師は，脳機能の障害とは別に，患者や家族が経験している生活上の苦悩や実存的な苦痛にふれることになる。公認心理師としての専門的知識と技能の研鑽とともに，公認心理師の職責として，人の**尊厳**や**自己決定**などについて，深く，正確な理解と真摯な態度が望まれる領域が，脳神経内科であるといえるだろう。

●練 習 問 題

1. 脳神経内科では，多くの専門職がそれぞれの専門性を発揮しながら患者を支えている。心理職とその他の専門職が行う心理支援の異同についてまとめてください。

●参 考 図 書

清水　一（監修）川原　薫（編著）（2016）．事例カンファレンスで学ぶ高次脳機能障

害リハビリテーション――よりよい支援のためのヒント――　三輪書店

多職種連携の中で，どのように患者への支援が議論されていくのか，読者も模擬カンファレンスに参加している形で学ぶことができる。脳神経内科やリハビリテーションについて具体的なイメージをもちたい初学者から，実践で支援に悩む実践者向けの書。

武田 克彦・山下 光（編著）（2019）．神経心理検査ベーシック　中外医学社

神経心理学的アセスメントについて，それぞれの認知機能ごとに，障害理解やアセスメント法が示されている。脳神経内科やリハビリテーション領域で働く，心理学を専門とする支援者にとって，神経心理学的アセスメントを体系的に学びやすい構成となっている。

ペルフェッティ，C. 小池 美納（訳）宮本 省三（編）（2021）．認知神経リハビリテーションの誕生――身体と精神をめぐる思索――　協同医書出版社

心と身体，行為，人の社会性など，人が生きることに積極的に関与しようとするリハビリテーションの志向性を知ることができる。やや難解で，哲学や心理学の知識が必要だが，多職種で支援することの意義や，リハビリテーションの最終的な目的を再認識できる良書。

医療観察法指定医療機関

　この章では，精神病や薬物などの影響によって刑事責任を問えない人に対する処遇に関することを学ぶ。わが国においては「責任主義」の観点から，刑事責任を問えない人はすべて，あるいは一部の刑が軽減されてきている（刑法第 39 条）。このような刑事責任を問えないとされた人に適切な医療を提供し，社会復帰を促進した目的で制定された法律が心神喪失等の状態で重大な他害行為を行った者の医療及び観察等に関する法律（心神喪失者等医療観察法，医療観察法と略される。以下「医療観察法」と表記）である。

　法律用語が多くわかりにくい面もあると思うが，実際の事件等の報道を目にした際に，「この人はどんな手続きになるのだろう」などと考えながら読むとイメージしやすいだろう。

12.1　責任能力

　まずは，「**責任能力**」とはどのようなものかについて考えてみよう。裁判所のホームページには以下のような内容が記載されている。

> **Q.** 心神喪失又は心神耗弱とは何ですか。
>
> **A.** 刑罰法規に触れる行為をした人の中には，精神病や薬物中毒などによる精神障害のために，自分のしていることが善いことか悪いことかを判断したり，その能力に従って行動する能力のない人や，その判断能力又は判断に従って行動する能力が普通の人よりも著しく劣っている人がいます。
>
> 　刑法では，これらの能力の全くない人を「**心神喪失者**」といい，刑罰法規に触れる行為をしたことが明らかな場合でも処罰しないことにしています。また，これらの能力が普通の人よりも著しく劣っている人を「**心神耗弱者**」といい，その刑を普通の人の場合より軽くしなければならないことにしています。
>
> 　これらは，近代刑法の大原則の一つである「責任なければ刑罰なし」（**責任主義**）という考え方に基づくもので，多くの国で同様に取り扱われています。　　　　　　　　　　　　（裁判所ホームページより一部改変）

　つまり，「重大な罪を犯した人すべてが無条件で処罰の対象になるわけではない」ということをまずは覚えておく必要がある。

12.2　触法精神障害者

　触法精神障害者とは，冒頭で述べた，犯罪行為をしながら刑事責任を問われない精神障害者のことをいう。かつては「精神障害犯罪者」という用語が使用されていた。

　これは，「責任なければ刑罰なし」（責任主義）の前提から，責任無能力と認定された人は法律の定義上は犯罪者とはいえないことから，14 歳未満の「触

法少年」の言葉にならって作られた用語である。犯罪者というスティグマを付することのデメリットが考慮されたためである。

繰返しになるが，犯罪行為をしたとしても，精神疾患などの理由で善悪の判断ができないと認められる心神喪失者は，刑事責任を問うことができない。

起訴前の捜査段階で，被疑者の言動から刑事責任能力が疑われる場合，**精神鑑定**を受けさせる。鑑定の結果，**心神喪失**の状態にあると判定されれば，不起訴になる。また，裁判で刑事責任能力がないと判断された場合にも，無罪が言い渡される。

このような触法精神障害者とされた人は，**精神保健及び精神障害者福祉に関する法律（精神保健福祉法）**の手続きに従って処遇されている。自分を傷つけたり，他人に危害を加えたりする（**自傷他害**）おそれがあると判断されれば，都道府県知事によって指定病院に入院させられる（**措置入院**）。この措置入院は，自傷他害のおそれがなくなるまで続く（これを**措置解除**という）。

責任主義の観点から，責任能力が問えない状態であるとされた精神障害をもつ人に対して適切な医療を提供し，社会復帰を促進する目的で制定された法律が「**医療観察法**」である。

医療観察法の法案が提出されるきっかけになったのは，大阪教育大学附属池田小学校において，措置入院歴のある加害者が小学生8人を殺害した事件（2001年）である。

政府は当初，きわめて保安（予防）処分的要素の強い内容での提出を検討していたが，さまざまな批判を受けたことにより内容を改正した。このため，2003年の法案成立後，施行されたのが2005年と時間が空いている（この点については**コラム12.1**参照）。

12.3 「医療観察法」制度の概要

医療観察法は，法務省と厚生労働省の共同管轄の法律である。

これは，**心神喪失または心神耗弱**の状態（精神障害のために善悪の区別がつかないなど，刑事責任を問えない状態）で，重大な他害行為（殺人，放火，強

盗, 不同意性交等, 不同意わいせつ, 傷害) を行った人に対して, 適切な医療を提供し, 社会復帰を促進することを目的 (第 1 条) とした制度である.

12.3.1　医療観察法の流れ

本制度では, 心神喪失または心神耗弱の状態で重大な他害行為を行い, 不起訴処分となるか無罪等が確定した人に対して, 検察官は, 医療観察法による医療及び観察を受けさせるべきかどうかを地方裁判所に申立てを行う.

検察官からの申立てがなされると, 鑑定を行う医療機関での入院等が行われるとともに, 裁判官と精神保健審判員 (必要な学識経験を有する医師) の各 1 人からなる合議体による審判で, 本制度による処遇の要否と内容の決定が行われる.

審判の結果, 医療観察法の入院による医療の決定を受けた人に対しては, 厚生労働大臣が指定した医療機関 (**指定入院医療機関**) において, 手厚い専門的な医療の提供が行われるとともに, この入院期間中から, 法務省所管の保護観察所に配置されている社会復帰調整官により, 退院後の生活環境の調整が実施される (医療費は全額国費負担).

また, 医療観察法の通院による医療の決定 (入院によらない医療を受けさせる旨の決定) を受けた人及び退院を許可された人については, 保護観察所の社会復帰調整官が中心となって作成する処遇実施計画に基づいて, 原則として 3 年間, 地域において, 厚生労働大臣が指定した医療機関 (**指定通院医療機関**) による医療を受けることとなる.

なお, この通院期間中においては, 保護観察所が中心となって, 地域処遇に携わる関係機関と連携しながら, 本制度による処遇の実施が進められる.

12.3.2　医療観察法対象者の処遇

対象者の処遇は, 入院と通院に分けられている (同法第 33 条から第 48 条). 保護観察所に配置された社会復帰調整官 (精神保健福祉士など) を中心に, 医療観察を行う枠組みが作られた (図 12.1).

社会復帰調整官とは, 精神保健福祉等に関する専門的知識を活かして生活環

心神喪失等の状態で重大な他害行為を行った者の医療及び観察等に関する法律（医療観察法）の仕組み

（制度は，法務省・厚生労働省共管）平成 15 年 7 月成立・公布，平成 17 年 7 月 15 日施行

> 心神喪失等で重大な他害行為を行った者に対して，継続的かつ適切な医療並びにその確保のために必要な観察及び指導を行うことによって，病状の改善及び同様の行為の再発防止を図り，その社会復帰を促進するよう，対象者の処遇を決定する手続等を定めるもの。

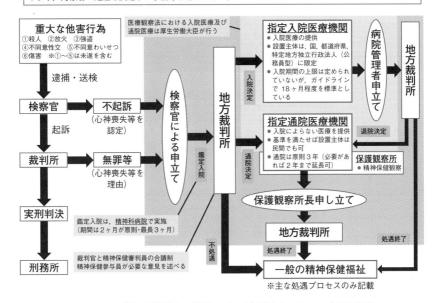

図 12.1　**医療観察法制度の仕組み**（厚生労働省ホームページより引用）

境の調査・調整，精神保健観察等を行う法務省所属の一般職の国家公務員であり，資格は精神保健福祉士または精神障害者の保健及び福祉に関する高い専門的知識がある**社会福祉士，保健師，看護師，作業療法士，臨床心理士，公認心理師**であり，大学卒業以上の学歴（学士）が必要である。

公認心理師が国家資格として制定されたことにより，社会復帰調整官になることができる対象に公認心理師が含まれるようになった。

12.3.3　医療観察法の入院対象者の状況

医療観察法の入院対象者の状況について，ステージ別，男女別の内訳を表 12.1 に記した。

表 12.1　**医療観察法の入院対象者の状況**（厚生労働省ホームページより）

	男性	女性	合計
急性期	81 人	16 人	97 人
回復期	329 人	117 人	446 人
社会復帰期	185 人	61 人	246 人
合計	595 人	194 人	789 人

（2023 年 4 月 1 日現在）

　この人数が多いと感じるか少ないと感じるかは，人によって異なると思う。それでもまずは，医療観察法による入院対象者が社会システムとして扱われているということを覚えておきたい。

　これを疾患別にみると，F2 統合失調症，統合失調型障害および妄想性障害が 521 人（男性 493 人，女性 162 人）ともっとも多く，次いで，F3 気分（感情）障害が 50 人（男性 33 人，女性 17 人），F1 精神作用物質使用による精神および行動の障害が 37 人（男性 36 人，女性 1 人）となっている（医療観察法医療体制整備推進室調）。

　なお，疾病名は指定入院医療機関による診断（主病名）であり，現時点では WHO 作成の国際疾病分類第 10 改訂版（ICD-10）に基づいて分類している。ICD に関しては，2022 年に発効した最新版の ICD-11 への移行期間となっているため，変更については今後注視する必要がある。

12.3.4　医療観察法　指定医療機関（2022 年 4 月現在）

　医療観察法の指定入院医療機関病床の現状は，34 カ所 850 床（うち国関係が 504 床，都道府県関係が 346 床である（病床数は予備病床を含む。2022 年 4 月時点）。

　指定入院医療機関は，47 都道府県のうちの四国には 1 カ所もないなど地域差がある。

　一方，指定通院医療機関の状況は，47 都道府県で 3,932 カ所となっている（2023 年 4 月 1 日現在）。

表12.2 **地方裁判所の審判の終局処理人員**（厚生労働省ホームページより：『犯罪白書』の各年ごとのデータを医療観察法医療体制整備推進室で集計）

終局処理人員総数	5,715人
入院決定	3,932人
通院決定	702人
医療を行わない旨の決定	866人
却下：対象行為を行ったとは認められない	14人
却下：心神喪失者等ではない	166人
取り下げ	32人
申立て不適法による却下	3人

（2005年7月15日から2021年12月31日までの状況）

12.3.5 地方裁判所の審判の終局処理人員

『犯罪白書』の各年ごとのデータを医療観察法医療体制整備推進室で集計したもの（2005年7月15日から2021年12月31日までの状況）が**表12.2**である。

表にあるように，地方裁判所で処理されたすべての人が入院決定や通院決定をされるわけではなく，医療を行わないという決定や却下となる場合もある。

12.4 高規格精神病棟（精神科救急入院料病棟）

12.4.1 高規格精神病棟（精神科救急入院料病棟）とは

これまでの，精神病や薬物により責任能力が限定される人に関する社会システムだけでなく，精神科医療そのものの専門性や高度な対応を行うシステムとして導入されたのが，**精神科救急入院料病棟**である。これは2002年に診療報酬表に掲載された精神科救急医療を中心的に担う高規格の精神科専門病棟である。その特徴として，技術料としての診療報酬の上では，1996年に新設された精神科急性期治療病棟をしのぐという意味で**スーパー救急病棟**ともよばれている。

たとえば，精神科でもっとも高い医療費（2008年4月現在，1日定額約3万4,000円，精神療法などは別料金）が設定されている。

12.4.2　設置規格

　高規格精神病棟は，医療報酬が高額である代わりに，高規格の設置基準を満たされなければ認可されない。

- 病棟専従医師が入院患者 16 人に 1 人以上いること
- 精神保健指定医が病院全体で 5 人以上いること
- 看護師がこの病棟の入院患者 10 人に常時 1 人以上配属されていること
- 病棟専従の精神保健福祉士が 2 人以上配属されていること
- 個室が病床数の半数以上を占めること

などの規格が設定されている。

12.4.3　運用面における条件

- 精神科救急医療体制整備事業に参加していること
- 年間の入院患者の 6 割以上が非自発入院（任意入院でない入院）であること
- 4 割以上が新規入院患者（3 カ月以内に精神科への入院歴がない患者）であること
- 6 割以上が 3 カ月以内に自宅退院すること

などの条件が課されている。

　課題としては，こうした厳しい条件のために，この病棟を認可された病院が限られており（日本精神科病院協会に加盟している全国 1,204 の病院のうち，認可を受けているのは 96 件，東京では 13 件），1 カ所もない県も 17 ある。この高規格の病棟が，身体科の三次救命センターのように全国的に整備されれば，精神科救急医療にとどまらず，わが国の精神科医療全体のレベルアップにつながるものと期待されている。

コラム 12.1	医療観察法

　12.2 節で述べたように，「医療観察法」の内容について，政府は当初，きわめて保安（予防）処分的要素の強い内容での提出を検討していたために，さまざまな批判を受けたことにより内容を改正することとなった。

　たとえば日本弁護士連合会は，「医療観察法」のガイドライン策定に対する意見書（2005 年 2 月）と，「医療観察法」施行延期に関する意見書（2005 年 6 月）を提出している。これは，1991 年の「**精神疾患を有する者の保護及びメンタルヘルスの改善のための諸原則**」（国連原則）という国連総会決議の内容に基づいている。

　また，日本弁護士連合会は，2010 年に「精神医療の改善と医療観察法の見直しに関する意見書」を提出している。

　このように，「**心神喪失**」「**心神耗弱**」の状態で重大犯罪を犯した人の社会復帰を目指すための法律である「**医療観察法**」であるが，内容や運用についてはまだまだ流動的な部分も多い。

　法律制定のきっかけとなったのは，池田小学校事件（2001 年）という大きな事件だったこともあるので，社会のトピックに常に注意しておくことも重要であろう。また，この章の冒頭にも述べたように，実際の事件を目にした際に，「この人はどのような手続きになるのだろう」と考えながら報道を見ることも，新しい視点の習得には効果があるだろう。

12.5　ま と め

　「医療観察法」は，「責任主義」の観点から心神喪失または心神耗弱の状態（精神障害のために善悪の区別がつかないなど，刑事責任を問えない状態）で，重大な他害行為（殺人，放火，強盗，不同意性交等，不同意わいせつ，傷害）を行った人に対して適切な医療を提供し，社会復帰を促進した目的で制定された法律である。

対象となる犯罪が，殺人など重大なものであり，一見法律の専門家だけが扱う領域のようにも思える。しかしながら，入院施設においては，精神科医療チームの一員として関わる可能性がある。また，社会復帰調整官になれる対象に公認心理師が含まれるようになったことから，対象者の社会復帰プログラムに直接関与する可能性もある。

このように，司法と医療の両方が関わる領域であっても心理職としての活躍の場があることを知っておこう。

●練習問題

1. 心神喪失者等医療観察法（医療観察法）において，刑事責任を問えない人はすべて，あるいは一部の刑が軽減されてきているという刑法の考え方を何というか，次の中から1つ選んでください。
　　①能力主義
　　②責任主義
　　③絶対主義

2. 心神喪失者等医療観察法（医療観察法）において，指定医療機関に入院が決定した人が入院する医療機関の指定を行っているのは次のうちどれだろうか。1つ選んでください。
　　①外務大臣
　　②厚生労働大臣
　　③文部科学大臣
　　④財務大臣

3. 心神喪失者等医療観察法（医療観察法）において，社会復帰調整官になることができないものを1つ選んでください。なおすべての資格所有者が，大学卒業以上（学士）であるとします。
　　①精神保健福祉士
　　②臨床心理士
　　③キャリア・コンサルタント
　　④公認心理師
　　⑤作業療法士

●参 考 図 書

日本弁護士連合会刑事法制委員会〔編〕(2014). Q&A心神喪失者等医療観察法解説
**　　第2版　三省堂**

　医療観察法関連の書籍は，法律制定施行前後の2004，2005年に刊行されたものが多い。その中で本書は，医療観察法制度が導入されてから時間経過とともに浮かび上がった問題等に踏み込んだ内容になっている。かなり専門的で難しい内容が多いが，「認知行動療法がこの法の対象者に本当に有効なのか？」など心理職の立場からも考えなければならないテーマも記載されている。

　さまざまなパターンの処遇に関してもわかりやすくまとめられているので，一読をお勧めしておく。

第**IV**部

災害時に必要な支援

13

災害時に必要な心理支援

　この章では，戦争や大規模自然災害などで大きな心理的ショックを受けた人に対する心理援助に関する内容を学ぶ。その際に行われる心理的援助のことをサイコロジカル・ファーストエイド（Psychological First Aid; PFA，以下 PFA と表記）という。

　日本においては，戦争やテロのリスクは少ないと考えられているが，大地震や豪雨・豪雪などの大規模な自然災害は毎年のように起こっている。

　過去 5 年間に激甚災害指定を受けたものだけでも 25 件ある（内閣府ホームページ「過去 5 年の激甚災害の指定状況一覧」）。地震だけをピックアップしてみても，1995 年の阪神・淡路大震災以降，東日本大震災（2011 年），熊本地震（2016 年，現在は指定解除），北海道胆振東部地震（2018 年），福島県沖地震（2022 年），令和 6 年能登半島地震（2024 年）が挙げられる。

　このような大規模な自然災害における被災者は，家族や知人の喪失，家屋等の財産の喪失，ライフラインの停止，避難所生活を強いられるなどの時間的空間的制限を強く受けることとなり，そこからさまざまな精神症状を引き起こすこともある。その状態にはどのようなものがあり，どのような援助が必要かを考えていく。

13.1 急性ストレス反応（障害）と外傷後ストレス障害

　まず，PFA の対象となる心理的ショックの種類についてまとめる。**急性ストレス反応（障害）**（Acute Stress Disorder; ASD，以下 ASD と表記）と**外傷後ストレス障害**（Post Traumatic Stress Disorder; PTSD，以下 PTSD と表記）の一番大きな違いは，出来事を体験してからの時間である。

1. ＡＳＤ

　大規模自然災害や戦争やテロ，性的犯罪などの，生死や人間の尊厳に関わるようなトラウマ（心的外傷）を経験した後，体験をはっきり思い出したり悪夢として現れたり，そのため過覚醒状態となったり，体験に関したことを避ける傾向が続く。精神医学的診断では，「数日から 4 週間以内に自然治癒する一過性の障害」を指す。

2. ＰＴＳＤ

　ASD でみられた症状が，「出来事から 6 カ月以内に出現しかつ 1 カ月以上継続している場合」に PTSD という診断になる。

　また，災害時のような急性トラウマと虐待などの慢性的なトラウマに関しては，WHO の診断基準である ICD-11 において，慢性トラウマ由来のものを複雑性 PTSD として独立させたので注意が必要である。なお，ICD-11 は 2022 年 1 月に発効し，現在移行期間となっている。

　ASD と PTSD には診断基準としては発症時期の違いがあるが，当然この 2 つには大きな関連がある。ASD への初期介入が PTSD の発生リスクを軽減するという実験的検証がある。たとえば，ホームズとマシューズ（Holmes & Mathews, 2010）では，実験参加者に不快なトラウマ場面の映像を見せた後に，テレビゲームのテトリスを行わせたところ，その後 1 週間のフラッシュバックの発生頻度が抑制されることが報告されている。これは，視覚イメージを利用した初期的介入が「認知的ワクチン」として作用し，PTSD の予防や緩和に効果的であると指摘している。大きな心理的ショックを受けた場合の初期における援助の有効性を示唆するものでもあり，PFA の必要性にもつながる。

13.2　サイコロジカル・ファーストエイド

サイコロジカル・ファーストエイド（Psychological First Aid; PFA）とは，「苦しんでいる人，助けが必要かもしれない人に，同じ人間として行う，人道的，支持的な対応」（World Health Organization et al., 2011 国立精神・神経医療研究センターら訳 2012）とされている。

また，「災害やテロの直後に子ども，思春期の人，大人，家族に対して行うことのできる効果の知られた心理的支援の方法を，必要な部分だけ取り出して使えるように構成したもの」（National Child Traumatic Stress Network & National Center for PTSD, 2006 兵庫県こころのケアセンター訳 2009）とも定義される。

英語では 'Psychological First Aid'，日本語では「心理的応急処置」と訳されるか「サイコロジカル・ファーストエイド」と表記される。また，英語の頭文字を並べて PFA とよばれることもある（本書では PFA と表記する）。

13.2.1　PFA のマニュアル

PFA のマニュアルとしては，以下の 2 つのものが代表的である。

1. 『心理的応急処置（サイコロジカル・ファーストエイド：PFA）フィールド・ガイド』

これは，「WHO 作成の PFA マニュアル」の日本語版で国立精神・神経医療研究センターらによって作成されている。災害・紛争・犯罪などに巻き込まれた人々を心理的に支援することによって，さらなる心理的被害を防ぐとともに，各種援助のためのコミュニケーションの促進を目的としている。

PFA を提供する人には，医療関係者だけでなく，防災・教育・治安・行政・産業に従事する人，NGO や NPO，ボランティア関係者などが想定されており，状況を踏まえて各職種が連携して支援にあたることを重視した内容となっている。

2. 『サイコロジカル・ファーストエイド実施の手引き　第 2 版』

これは，アメリカ国立 PTSD センター・アメリカ国立トラウマティックス

トレス・ネットワークによって作成され日本語版は兵庫県こころのケアセンターによって作成されている。こちらは，災害の被災者や犯罪の被害者などを対象とするところは WHO 版と同じであるが，WHO 版よりもトラウマティックな出来事を体験した後の心理的反応やその支援を行う上での注意点の解説が多いのが特徴となっている。

なお，どちらも無料でダウンロードすることが可能である（参考図書欄にURL を記載してある）。かなりのボリュームではあるが，必要なポイントがわかりやすくまとめてあるので，目を通しておくことをお勧めする。

それぞれのマニュアルには細かい点での相違点もある。ここでは，両マニュアルに共通する PFA における重要な点を挙げておく。

13.2.2 PFA の目的

PFA の目的は，地震などの大規模自然災害やテロなどのトラウマになる出来事によって生じる初期の心理的苦痛の軽減と，短期的・長期的な適応機能と対処行動を促すことである。

被災者や被害者が苦しめられるのは，身体・心理・行動など広範な初期反応であることが多い。この初期反応には強い苦痛を生じさせて適応的な対処行動を阻害することがあるという観点に基づいて，初期反応の苦しみを和らげて回復を支援することが目的となる。

PFA のコンセプトとして重要なことは，被災者や被害者のすべてが重度の精神的問題を抱えたり，長期的に苦しみ続けたりするというわけではなく，あくまでも「初期反応の緩和と**レジリエンス**[1]を促進するための支援」という観

---

[1] レジリエンス（resilience）とは，ストレス同様もともとは物理学用語である。ストレスは「外力による歪み」を意味し，一方レジリエンスは，「外力による歪みを跳ね返す力」として使われ，ボナノ（Bonanno, G.）による「極度の不利な状況に直面しても，正常な平衡状態を維持することができる能力」という定義が用いられることが多い。「**脆弱性**（vulnerability）」の反対の概念であり，自発的治癒力という意味である。「精神的回復力」「抵抗力」「復元力」「耐久力」などと訳されることもあるが，訳語を用いずそのままレジリエンス，リジリエンスまたはレジリアンスと表記して用いることが多い。

点である。

　これは，通常の心理援助の観点とは異なるのでしっかり押さえておく必要が
ある。

13.2.3　PFA の原理と手法

　PFA の原理と手法は，『サイコロジカル・ファーストエイド実施の手引き
第 2 版』では以下の規格を満たすものとされている。
- トラウマのリスクと回復に関する研究結果に合致する。
- 災害現場への適用が可能で，実用性がある。
- 生涯発達の各段階に適切である。
- 多文化的な配慮がなされており，柔軟に用いることができる。

13.2.4　PFA の内容

1.　支援の対象

- 災害や犯罪などトラウマを生じさせるような出来事に遭い，苦しんでいる人
  が対象である。
- 年齢や性別，職業，社会的地位などに関わらず対象となるが，危機的な出来
  事を体験したすべての人が対象になるわけではない。
- なぜなら，危機的な出来事によって受ける影響やレジリエンスは一人ひとり
  異なり，支援を求めていない，または必要としない人もいるからである。
- つまり，支援を必要とする人には手を差し伸べ，必要としない人には押しつ
  けないことが基本的なスタンスとなる。
- また，PFA では対処できず，より専門的な支援を要する場合には，専門家
  の支援につなげることになる。たとえば，重傷を負って生命の危機にある人
  に対しては，PFA よりも一刻も早く救急医療を受けることを優先すべきな
  どである。

2.　支援の方法

　PFA による支援の方法として，WHO 版の『心理的応急処置（サイコロジカ
ル・ファーストエイド：PFA）フィールド・ガイド』には，以下のような内容

が記載されている。

- 「見る」「聴く」「つなぐ」の 3 点が活動の基本スタンスとなる。
- 実際に役立つケアや支援を提供する，ただし押し付けない。
- ニーズや心配事を確認する。
- 生きていく上での基本的ニーズ（食料，水，情報など）を満たす手助けをする。
- 話を聞く，ただし話すことを無理強いしない。
- 安心させ，心を落ち着けるように手助けする。
- その人が情報やサービス，社会的支援を得るための手助けをする。
- それ以上の危害を受けないように守る。

　PFA の重要なポイントとして，原則として専門家でないと支援者になれないわけではないこと，また，通常のカウンセリングや**心理的デブリーフィング**[2] とは異なり，必ずしも危機的な出来事の話し合いや分析などを行わず，気持ちや反応を無理に話させない点には注意が必要である。心理的デブリーフィングについては，WHO 版『心理的応急処置（サイコロジカル・ファーストエイド：PFA）フィールド・ガイド』には，効果がないばかりか逆効果になることがあるので実施しないように，との記載が複数ある。

　これも，通常のカウンセリングや心理療法による心理援助とは異なる点になるので留意しておく必要がある。

3.　支援の時期

　原則として，直前に危機的な出来事に遭った人に対して PFA を行う。ただし，被災や被害の状況によっては出来事の直後に支援を開始することができず，数日から数週間後に初めて支援を行うこともある。大規模災害時における，外部からの援助のタイミングに関しては，後述の DMAT と DPAT の派遣が一つの目安になる。

4.　支援の場所

　PFA を行う場所についての指定はされていない。支援者と被支援者の安全

---

[2]　ストレス源となる出来事における認知・考え・情緒的反応を，手短にかつ系統的に語るように求め，感情の表出を促すもの。

が確保された場所であれば，どこであっても支援することができるとされる。たとえば，指定避難所や指定緊急避難場所，学校，救援物資の配給所，事故現場，保健センター，警察署などが支援の場所となり得る。

　ただし，支援の基本は会話であり，被支援者のプライバシーを守ることができる場所で行うことが求められる。特に，性犯罪の被害を受けた人については，プライバシーの保護が何より重要となる。

5. 効　　果

　PFA の効果には，被災者や被害者の長期的な回復を促進する以下のような要素が含まれていると考えられている。

- 安心し，人々とつながっており，落ち着いて希望がもてると感じる。
- 社会的・身体的・情緒的支援を受けることができる。
- 個人としてもコミュニティとしても，自らの力で自分を助けることができると感じる。

13.3　活動に使用するフォーマット例

　ここまで述べてきた PFA について，情報を収集したり記録したりといった実際の活動に使用する際の代表的なフォーマットを『サイコロジカル・ファーストエイド実施の手引き　第 2 版』から紹介する（表 13.1，表 13.2）。

13.4　自分自身と同僚へのケア

　危機的な状況における支援活動を行う際，PFA 提供者へのケアも重要になってくる。

　WHO 版『心理的応急処置（サイコロジカル・ファーストエイド：PFA）フィールド・ガイド』や『サイコロジカル・ファーストエイド実施の手引き　第 2 版』にも，その重要性について書かれている。共通して挙げられているポイントは以下の通りである。

- 支援に入る前に，自分の心身の状態や職場の融通，家族の問題などの要因を

表 13.1 **被災者から集めた基本情報を記録するためのフォーマット** (National Child Trau-
matic Stress Network & National Center for PTSD, 2006 兵庫県こころのケアセン
ター訳 2009)

被災者がいま必要としていること

日付： _____ 支援者名： _____ 被災者氏名： _____ 場所： _____

面談にいあわせた人 (当てはまるもの全てをチェック)

□子ども □思春期, 青年 □成人 □家族 □グループ _____

＊支援者へ：このシートは，被災者が現在最も必要としていることを記録するために，使用してください
支援の継続性を確保するために，紹介先との連絡にも利用してください

1. 被災者が抱えている困難について，あてはまるものにチェックしてください。

行動	情緒	身体	認知
□極度の混乱	□急性ストレス反応	□頭痛	□大切な人の死を受容できない
□薬物，アルコール，または処	□急性悲嘆反応	□腹痛	／対処できない
方薬の過剰摂取	□悲しみ，涙	□睡眠の問題	□悪夢や苦痛な夢
□孤立／ひきこもり	□苛立ち，怒り	□食事の問題	□侵入的な考えやイメージ
□危険な行動	□不安，恐怖	□健康状態の悪化	□集中できない
□退行的行動	□失意，絶望	□疲労／消耗	□思い出せない
□分離不安	□罪悪感または恥の感覚	□動揺がおさまらない	□意思決定が困難
□暴力的行動	□感情の麻痺，孤立感	□その他	□死や破滅の考えが頭から離れ
□適応的でない対処法	□その他 _____	_____	ない
□その他 _____			□その他 _____

2. その他の特に心配な点について，あてはまるものにチェックしてください。
   □過去のトラウマ／心理的問題／薬物乱用問題
   □災害による負傷
   □災害の間に生命の危機にさらされた
   □大切な人が行方不明または死亡した
   □経済的な問題
   □自宅からの退去
   □住居の手配
   □職場や学校を失った
   □救助隊による救助や回復室での処置を受けた
   □身体的／精神的な障害をもっている
   □服薬の安定性について
   □子どもに関する心配事
   □宗教上の問題
   □その他 _____

3. 他機関に紹介するときに役に立つと思われる情報を記入してください。

   _____

   _____

4. 紹介先
   □チーム内部 (特定)_____   □薬物乱用に対する治療
   □災害関連の他機関   □自治体による他の事業
   □精神保健専門機関   □宗教関係者
   □医療機関   □その他_____

5. 本人は上記の紹介に同意しましたか？   □はい   □いいえ

表 13.2　**支援の内容を記録するためのフォーマット**（National Child Traumatic Stress Network & National Center for PTSD, 2006 兵庫県こころのケアセンター訳 2009）

提供したサイコロジカル・ファーストエイドの内容

日付：＿＿＿＿＿＿＿　　　援助者：＿＿＿＿＿＿＿　　　場所：＿＿＿＿＿＿＿

面談にいあわせた人（当てはまるものを全てチェック）

□子ども　　　□思春期，青年　　　□成人　　　□家族　　　□グループ ＿＿＿＿＿＿＿

今回の活動で提供した支援の内容について，あてはまるものにチェックしてください。

○**被災者に近づき，活動を始める** ・・・
□適切なやり方で挨拶と自己紹介をした　　　　　　　□いますぐに必要なことを確認した

○**安全と安心感** ・・
□安全確保のための対処をした　　　　　　　　　　　□災害・危険について情報提供した
□からだへの配慮をした　　　　　　　　　　　　　　□人々の交流を促した
□親と離れている子どもに対応した　　　　　　　　　□二次被害から保護した
□大切な人の生存が確認できない被災者を支えた　　　□大切な人を亡くした人を支えた
□急性悲嘆反応に対応した　　　　　　　　　　　　　□子どもに死の事実を知らせる手助けをした
□死についてのスピリチュアルな問題に対応した　　　□葬儀に関する情報提供を行った
□外傷的悲嘆に対応した　　　　　　　　　　　　　　□死亡告知を受けとった被災者を支えた
□遺体の身元確認を行なう被災者を支えた　　　　　　□遺体確認の結果を子どもに説明する手助けをした

○**安定化** ・・
□混乱を鎮める手助けをした　　　　　　　　　　　　□グラウンディング・テクニックを使用した
□安定化のために医師に紹介するため，必要な情報を集めた

○**情報を集める** ・・
□被災体験の性質と激しさ　　　　　　　　　　　　　□家族や友人の死
□継続している危険への不安　　　　　　　　　　　　□大切な人の安否に関する不安
□身体的，精神的な疾患と服薬状況　　　　　　　　　□災害によって失った大事なもの
□強い自責感や恥の感情　　　　　　　　　　　　　　□自分や他人を傷つけたいという考え
□周囲の人からの支えの有無　　　　　　　　　　　　□アルコールや薬物の使用歴
□過去のトラウマや死別の体験　　　　　　　　　　　□人生の歩みへの影響に対する心配
□その他 ＿＿＿＿＿＿＿＿＿＿＿

○**現実的な問題の解決を助ける** ・・・
□今もっとも必要とすることを選ぶ手助けをした　　　□ニーズを明確にする手助けをした
□行動計画をたてる手助けをした　　　　　　　　　　□解決のための行動に着手する手助けをした

○**周囲の人々との関わりを促進する** ・・
□身近な人たちとの関わりを促進した　　　　　　　　□互いに支えあうことについて話しあった
□支える態度のモデルを示した　　　　　　　　　　　□若い人に活動への参加を勧めた
□支えあいを妨げている問題を解決する手助けをした

○**対処に役立つ情報** ・・・
□ストレス反応に関する基本情報を提供した　　　　　□対処法についての基本情報を提供した
□簡単なリラクセーション法を教えた　　　　　　　　□家族問題を解決する手助けをした
□人生の歩みに関する懸念に対処した　　　　　　　　□怒りに対処する手助けした
□否定的感情（恥／自責）に対応した　　　　　　　　□睡眠の問題に処する手助けをした
□薬物乱用の問題に対応した

○**紹介と引き継ぎ** ・・・
□他の機関や事業を紹介した ＿＿＿＿＿＿＿＿＿＿＿＿＿＿＿＿＿＿＿＿＿＿＿
□ケアの継続性に配慮した
□情報・資料の提供をした ＿＿＿＿＿＿＿＿＿＿＿＿＿＿＿＿＿＿＿＿＿＿＿

しっかりと考えて，自分が支援に入れる状態なのかを見極める。

- 緊急対応期間においては，交代制勤務にするなど，定期的な休息をとる。
- 短い時間であっても，食事・休息・リラックスする時間をとる。
- 支援仲間同士で声をかけ合ったり，スーパーバイズを受けるなどの場を設けて，ストレスマネジメントに役立つことを行う。
- アルコールやカフェイン，ニコチンの摂取を最小限に抑える。

　また，支援活動が終了した後，出来事を思い出すと動揺してしまったり，神経質になったり悲しかったりする，よく眠れない，アルコールを大量に摂取する，などの問題が1カ月以上継続する場合には，可能であれば精神保健の専門家への相談を考えることも指摘されている。

　このような内容は，通常の労働環境においても重要なことではあるが，PFAを行うような厳しい状況下においては，援助者自身や活動を行っている仲間への気遣いがさらに重要であることを表している。

13.5　DMAT と DPAT

13.5.1　DMAT とは

　わが国においては，大規模な自然災害発生時に，災害派遣医療チーム（Disaster Medical Assistance Team; DMAT）が派遣されることがある。このDMATの構成メンバーは，医師，看護師，業務調整員（医師・看護師以外の医療職および事務職員）であり，急性期（おおむね48時間以内）に活動できる機動性をもった，専門的な訓練を受けた医療チームである。

　これは，1995年の阪神・淡路大震災を教訓にした，「命を助ける」ことを主目的にした援助システムである。その後，2004年に東京DMATが，その翌年には厚生労働省により国の組織としての日本DMATが発足した。

13.5.2　DPAT とは

　一方，集団災害が発生した場合，被災地域における精神保健医療ニーズの把握，他の保健医療体制との連携，各種関係機関等とのマネージメント，専門性

の高い精神科医療の提供と精神保健活動の支援を行うために，都道府県および政令指定都市（以下「都道府県等」という）によって組織される，専門的な研修・訓練を受けた災害派遣精神医療チームがDPAT（Disaster Psychiatric Assistance Team; DPAT）である。東日本大震災の発災時に，津波被害からPTSDを抱える人や避難生活で大きなストレスを感じる人が多くなった。こういった現場での課題を受け，2013年に厚生労働省がDPATの名称や定義を定め，全都道府県にDPATの設置を呼びかけ，発足に至った。

　2016年の熊本地震の際に，全国へのDPAT派遣要請（41都道府県，1,091隊）が初めて行われた。従来の「こころのケア」にとどまらず，被災した精神科医療機関から患者を搬送するなど，急性期からの医療活動が行われた。

　このDPATの構成メンバーは，「精神科医師（先遣隊を構成する医師は精神保健指定医でなければならない。先遣隊以外の班を構成する医師は精神保健指定医であることが望ましい），看護師，業務調整員が主であり，被災地のニーズに合わせて，児童精神科医，薬剤師，保健師，精神保健福祉士や臨床心理技術者等を含めて適宜構成すること」とされている。このことから，DPATには公認心理師が臨床心理技術者として参加する可能性があることも理解しておく必要がある。

　1班あたりの活動期間は1週間（移動日2日・活動日5日）を標準とする。必要に応じて，同じ地域には同一の都道府県等が数週間から数カ月継続して派遣することになる。

13.5.3　DPAT活動の3原則

　DPATは災害活動において，以下の3原則が提唱されている。

1. Support

　名脇役であれ。支援活動の主体は被災地域の支援者である。地域の支援者を支え，その支援活動を円滑に行うための活動をすること。

2. Share

　積極的な情報共有。災害対策本部や担当者，被災地域の支援者，および他の医療チームとの情報共有・連携を積極的に行うこと。

3.　Self-sufficiency

自己完結型の活動。被災地域に負担をかけず，自立した活動を行い，自らの健康管理（精神面も含む）や安全管理は自らで行うこと。

この 3 つの活動原則は，緊急時の援助であるため，PFA の援助コンセプトと共通する部分が多い。

13.6　ま　と　め

章の冒頭に述べたように，わが国においては大規模自然災害のリスクは常につきまとう。なおかつどの時期にどのような規模の災害が起こるかの予測は困

コラム 13.1　事件後の PTSD 症状と PFA

章の冒頭で日本においてはテロによるリスクが少ないと述べたが，その中でもっとも大きな事件の一つがオウム真理教によるサリン事件（1994 年の松本サリン事件，1995 年の地下鉄サリン事件）である。事件の被害者における精神症状，身体症状について，岩波（2016）は，事件後のさまざまな時期に行われた研究報告をまとめている。その結果，サリン事件の被害者においては，事件から長期間経過した時点（2015 年）においても，PTSD 症状を中心とした精神症状，不定愁訴様の身体症状，眼症状が高頻度に認められたことを報告している。このような後遺症状は，サリンガスによる慢性毒性と関連する可能性が推測される。オウム真理教犯罪被害者支援機構が 2015 年に地下鉄サリン事件の被害者およびその家族を対象に行った調査では，被害者の 29％，家族の 59％に PTSD 症状がみられたとしている（日本経済新聞，2015）。

松本サリン事件，地下鉄サリン事件からすでに 30 年近くの歳月が経過しているが，調査の結果は，今後も定期的に被害者における精神的あるいは身体的な後遺症をフォローアップするとともに，そのケアや治療システムを確立する必要性が大きいことを示唆している。また，この PTSD の発症リスク軽減のためにも，早期介入である PFA の普及は大切であろう。

難であり，対応も発生してからになる。その際にまずは被災者に物理的な援助
をしていくのは当然であるが，同時に心理的援助も必要不可欠である。その心
理的援助の方法として PFA 的援助はきわめて有効である。PFA を実践するの
は心理の専門家だけでないということからも，できるだけ多くの人が PFA に
ついての知識や理解を深め，実践できる人になっていくことが重要であろう。
本章を読んで，PFA に関心興味をもった者は，自身が勉強や実践するだけで
はなく，周囲の人への知識の普及という視点ももってもらえたらと願う。

●練 習 問 題

1. サイコロジカル・ファーストエイド（PFA）による心理的援助の対象として，適
切なものを 1 つ選んでください。
　①心疾患を発症した人
　②親が老衰で亡くなった人
　③大雨による洪水被害に遭った人
2. PFA による援助のタイミングとして，適切なものを 1 つ選んでください。
　①出来事発生時点のできるだけ早い時期
　②自然災害が落ち着き援助者の生命の危険が軽減した時期
　③自分が援助に行きたいと思った時期
3. サイコロジカル・ファーストエイド（PFA）に関して，間違っているものを 2 つ
選んでください。
　①災害や犯罪などトラウマを生じさせるような出来事に遭い，苦しんでいる人が
　　対象である。
　②年齢や性別，職業，社会的地位などに関わらず対象となるが，危機的な出来事
　　を体験したすべての人が対象となる。
　③危機的な出来事によって受ける影響やレジリエンスは一人ひとり異なり，支援
　　を求めていないまたは必要としない人もいる。
　④支援を必要とする人には手を差し伸べ，必要としない人には押しつけないこと
　　が基本的なスタンスとなる。
　⑤より専門的な支援を要する場合にもできるだけ PFA で対応すべきで，専門家の
　　支援につなげる必要はない。

●参 考 図 書

　以下の2つは，PFAを行う際の基準となっている手引きの日本語版である。どちらも無料でダウンロードできるので，ぜひ目を通しておいてほしい。

世界保健機関・戦争トラウマ財団・ワールドビジョンインターナショナル　国立精神・神経医療研究センター・ケア・宮城・プラン・ジャパン（訳）（2012）．心理的応急処置（サイコロジカル・ファーストエイド：PFA）フィールド・ガイド　厚生労働省ホームページ（https://www.mhlw.go.jp/content/000805675.pdf）

　PFA活動が，さまざまな領域の人が援助に関わることを念頭に書かれてあるので，非常に見やすくわかりやすいものとなっている。PFA活動の流れをつかむのに必須であろう。

アメリカ国立子どもトラウマティックストレス・ネットワーク・アメリカ国立PTSDセンター　兵庫県こころのケアセンター（訳）（2009）．サイコロジカル・ファーストエイド実施の手引き　第2版　兵庫県こころのケアセンターホームページ（http://www.j-hits.org/psychological/pdf/pfa_complete.pdf#zoom=100）．

　PFAの活動の流れだけでなく，対象者の状態に関する情報のチェックや共有するためのワークシートなども記載されている。具体的にどのようなポイントで実施するのかといったイメージをつかむのに向いている。

引 用 文 献

第 1 章

Ader, R., & Cohen, N. (1975). Behaviorally conditioned immunosuppression. *Psychosomatic Medicine, 37*, 333-340.

Hamilton-West, K. (2011). *Psychobiological processes in health and illness.* London: SAGE.

石川 中・末松 弘行（編著）(1983). 心身症　日本文化科学社

Lazarus, R. S., & Delongis, A. (1983). Psychological stress and coping in aging. *American Psychologist, 38*, 245-254.

Lazarus, R. S., & Folkman, S. (1984). *Stress, appraisal, and coping.* New York: Springer.
（ラザルス，R. S.・フォルクマン，S. 本明 寛・春木 豊・織田 正美（監訳）(1991). ストレスの心理学――認知的評価と対処の研究――　実務教育出版）

McEwen, B. S., & Stellar, E. (1993). Stress and the individual. Mechanisms leading to disease. *Archives of Internal Medicine, 153*, 2093-101.

Selye, H. (1956). *The stress of life.* New York: Mc-Graw-Hill.

Selye, H. (1978). *The stress of life* (Revised ed.). New York: McGraw-Hill.
（セリエ，H. 杉 靖三郎・田多井 吉之介・藤井 尚治・竹宮 隆（訳）(1988). 現代社会とストレス　原書改訂版　法政大学出版局）

Solvason, H. B., Ghanta, V. K., & Hiramoto, R. N. (1988). Conditioned augmentation of natural killer cell activity. Independence from nociceptive effects and dependence on interferon-beta. *Journal of Immunology, 140*, 661-665.

Taylor, S. E., Klein, L. C., Lewis, B. P., Gruenewald, T. L., Gurung, R. A. R., & Updegraff, J. A. (2000). Biobehavioral responses to stress in females: Tend-and-befriend, not fight-or-flight. *Psychological Review, 107*, 411-429.

津田 彰（2007). 生理心理学と健康心理学のコラボレーション　生理心理学と精神心理学, 25 (2), 93-94.

山田 茂人（2010). ストレス反応の男女差　精神神経学雑誌, *112*, 516-520.

第 2 章

Berkman, L. F., & Syme, S. L. (1979). Social networks, host resistance, and mortality: A nine-year follow-up study of Alameda County residents. *American Journal of Epidemiology, 109*, 186-204.

Cohen, S., Evans, G. W., Stokols, D., & Krantz, D. S. (1986). *Behavior, health, and environmental stress.* New York: Springer Science + Business Media.

Folkman, S. (1997). Positive psychological states and coping with severe stress. *Social Science and Medicine, 45*, 1207-1221.

Harrington, R. (2013). *Stress, health and well-being: Thriving in the 21st century.* Belmont, CA:

Wadsworth, Cengage Learning.

Holmes, T. H., & Rahe, R. H.（1967）. The Social Readjustment Rating Scale. *Journal of Psycho-somatic Reserch, 11*, 213-218.

Jacobson, E.（1924）. The technic of progressive relaxation. *The Journal of Nervous and Mental Disease, 60*, 568-578.

Kabat-Zinn, J.（1990）. *Full catastrophe living: Using the wisdom of your body and mind to face stress, pain and illness.* New York: Delacorte.
（カバットジン，J. 春木 豊（訳）（2007）. マインドフルネスストレス低減法　北大路書房）

Kanner, A. D., Coyne, J. C., Schaefer, C., & Lazarus, R. S.（1981）. Comparison of two modes of stress management: Daily hassles and uplifts versus major life event. *Journal of Behavioral Medicine, 4*, 1-39.

Lazarus, R. S.（1999）. *Stress and emotion: A new synthesis.* New York:Springer.

Lazarus, R. S., & Delongis, A.（1983）. Psychological stress and coping in aging. *American Psychologist, 38*, 245-254.

Lazarus, R. S., & Folkman, S.（1984）. *Stress, appraisal, and coping.* New York: Springer.
（ラザルス，R. S.・フォルクマン，S. 本明 寛・春木 豊・織田 正美（監訳）（1991）. ストレスの心理学――認知的評価と対処の研究――　実務教育出版）

夏目 誠・村田 弘（1993）. ライフイベント法とストレス度測定　公衆衛生研究, *42*, 402-412.

日本健康心理学会（編）（2002）. 健康心理学概論　実務教育出版

Schultz, J. H., & Luthe, W.（1959）. *Autogenic training: A psychophysiologic approach in psychotherapy.* New York: Grune & Stratton.

竹中 晃二（2005）. 行動変容理論とストレスマネジメント　上里 一郎（監修）竹中 晃二（編）ストレスマネジメント――「これまで」と「これから」――　ゆまに書房

Wolpe, J.（1958）. *Psychotherapy by reciprocal inhibition.* Palo Alto, CA: Stanford University Press.
（ウォルピ，J. 金久 卓也（監訳）（1977）. 逆制止による心理療法　誠信書房）

Wolpe, J., & Lazarus, A. A.（1966）. Assertive training. In J. Wolpe, & A. A. Lazarus（Eds.）, *Behavior therapy techniques: A guide to the treatment of neuroses.* New York: Oxford: Pergamon Press.

第3章

Hurrell, J. J., & McLaney, M. A.（1988）. Exposure to job stress: A new psychometric instrument. *Scandinavian Journal of Work, Environment and Health, 14*, 27-28.

Johnson, J. V., & Hall, E. M.（1988）. Job strain, work place social support, and cardiovascular disease: A cross-sectional study of a random sample of the Swedish working population. *American Journal of Public Health, 78*, 1336-1342.

Karasek, R. A.（1979）. Job demands, job decision latitude, and mental strain: Implications for job redesign. *Administrative Science Quarterly, 24*, 285-308.

川上 憲人（主任研究者）（2012）. 労働者のメンタルヘルス不調の第一次予防の浸透手法に関する調査研究　平成 21-23 年度総合研究報告書　厚生労働省　Retrieved from https:// mhlw-grants.niph.go.jp/system/files/2011/114021/201130001B/201130001B0001.pdf（2023 年 3 月 3 日）

川上 憲人（主任研究者）（2017）. ストレスチェック制度を利用したいきいき職場づくりのための職場環境改善スタートのための手引き――やってみよう職場環境改善――　東京大学　Retrieved from https://mental.m.u-tokyo.ac.jp/wp/wp-content/uploads/2018/05/%E8%81%B7%E5%A0%B4%E7%92%B0%E5%A2%83%E6%94%B9%E5%96%84%E3%82%B9%E3%82%BF%E3%83%BC%E3%83%88%E3%81%AE%E3%81%9F%E3%82%81%E3%81%AE%E6%89%8B%E5%BC%95%E3%81%8D.pdf

健康日本 21 企画検討会・健康日本 21 計画策定検討会（2000）. 21 世紀における国民健康づくり運動（健康日本 21）について 報告書　厚生労働省　Retrieved from https://www.mhlw.go.jp/www1/topics/kenko21_11/pdf/all.pdf（2023 年 3 月 3 日）

厚生労働省（2000）. 健康日本 21（総論）　厚生労働省　Retrieved from https://www.mhlw.go.jp/www1/topics/kenko21_11/s0.html（2023 年 3 月 3 日）

厚生労働省（2013）. 健康日本 21（第二次）参考資料スライド集　厚生労働省　Retrieved from https://www.mhlw.go.jp/stf/seisakunitsuite/bunya/kenkou_iryou/kenkou/kenkounippon21.html（2023 年 3 月 3 日）

厚生労働省（2015）. ストレスチェック制度簡単導入マニュアル　厚生労働省　Retrieved from https://www.mhlw.go.jp/content/000533965.pdf

厚生労働省（2022a）. 健康日本 21（第二次）最終評価報告書 概要　厚生労働省　Retrieved from https://www.mhlw.go.jp/content/10904750/000999445.pdf

厚生労働省（2022b）. 令和 3 年 労働安全衛生調査（実態調査）結果の概況　厚生労働省　Retrieved from https://www.mhlw.go.jp/toukei/list/r03-46-50b.html

厚生労働省・労働者健康安全機構（2012）. 職場における心の健康づくり――労働者の心の健康の保持増進のための指針――　厚生労働省　Retrieved from https://www.mhlw.go.jp/new-nfo/kobetu/roudou/gyousei/anzen/dl/101004-3.pdf（2023 年 3 月 1 日）

下光 輝一（1998）. 職場におけるストレス測定のための簡便な調査票の作成　加藤 正明（班長）労働の場におけるストレス及びその健康影響に関する研究報告書――労働省平成 9 年度作業関連疾患の予防に関する研究――（pp.107-115）　労働省

Siegrist, J.（1996）. Adverse health effects of high effort-low reward conditions. *Journal of Occupation Health Psychology, 1*, 27-41.

第 4 章

American Psychiatric Association（2013）. *Diagnostic and statistical manual of mental disorders: DSM-5*（5th ed.）. Washington DC: American Psychiatric Association.

（アメリカ精神医学会　髙橋 三郎・大野 裕（監訳）（2014）．DSM-5 精神疾患の診断・統計マニュアル　医学書院）

第 4 次自殺総合対策大綱　厚生労働省　Retrieved from https://www.mhlw.go.jp/stf/taikou_r041014.html（2023 年 3 月 1 日）

改正自殺対策基本法　厚生労働省　Retrieved from https://www.mhlw.go.jp/content/000527996.pdf（2023 年 3 月 1 日）

厚生労働省（2022）．令和 4 年版自殺対策白書　日経印刷

髙橋 祥友（2003）．WHO による自殺予防の手引き　平成 14 年度厚生労働科学研究費補助金（こころの健康科学研究事業）自殺と防止対策の実態に関する研究 研究報告書　厚生労働省　Retrieved from https://www.mhlw.go.jp/file/06-Seisakujouhou-12200000-Shakaiengokyokushougaihokenfukushibu/tebiki.pdf（2023 年 3 月 1 日）

髙橋 祥友（2006）．新訂増補　自殺の危険——臨床的評価と危機介入——　金剛出版

髙橋 祥友（編著）（2009）．セラピストのための自殺予防ガイド　金剛出版

東京都福祉保健局（2015）．東京こころといのちのゲートキーパー手帳　東京都福祉保健局 Retrieved from http://www.fukushihoken.metro.tokyo.jp/iryo/tokyokaigi/gatekeeper.files/gatekeeper.pdf（2023 年 3 月 1 日）

全国自死遺族総合支援センター（2013）．「自死・自殺」の表現に関するガイドライン——「言い換え」ではなく丁寧な「使い分け」を——　Retrieved from http://www.izoku-center.or.jp/images/guideline.pdf（2023 年 3 月 1 日）

第 5 章

Beauchamp, T. L., & Childress, J. F.（2001）．*Principles of biomedical ethics*（5th ed.）．New York: Oxford University Press.
（ビーチャム，T. L.・チルドレス，J. F. 立木 教夫・足立 智孝（監訳）（2009）．生命医学倫理　第 5 版　麗澤大学出版会）

福原 麻希（2013）．チーム医療を成功させる 10 か条——現場に学ぶチームメンバーの心得——　中山書店

林 道彦（2018）．医師の指示とはなにか　臨床心理学，*18*（6），648-651

医療法　厚生労働省　Retrieved from https://www.mhlw.go.jp/web/t_doc?dataId=80090000&dataType=0（2023 年 12 月）

金沢 吉展（2006）．臨床心理学の倫理をまなぶ　東京大学出版会

厚生労働省（2005）．看護師，助産師及び准看護師の名称独占について　厚生労働省　Retrieved from https://www.mhlw.go.jp/shingi/2005/05/s0527-14b.html（2023 年 12 月）

厚生労働省（2011）．チーム医療推進のための基本的な考え方と実践的事例集　厚生労働省 Retrieved from https://www.mhlw.go.jp/stf/shingi/2r9852000001ehf7-att/2r9852000001e-hgo.pdf（2023 年 12 月）

厚生労働省　地域保健に関する様々な施策　厚生労働省　Retrieved from https://www.mhlw.go.jp/stf/seisakunitsuite/bunya/tiiki/index.html（2023 年 12 月）

厚生労働省　精神保健福祉法（正式名称：「精神保健及び障害者福祉に関する法律」）　Retrieved from https://elaws.e-gov.go.jp/document?lawid=325AC0100000123（2023年12月）

日本心理研修センター（監修）（2018）．公認心理師現任者講習会テキスト　2018年版　金剛出版

野村 陽子（2009）．保助看法の改正経緯　保健師助産師看護師法60年史編纂委員会（編）保健師助産師看護師法60年史──看護行政のあゆみと看護の発展──（pp.52-75）　日本看護協会出版会

社会福祉士及び介護福祉士法　e-GOVポータル　Retrieved from https://elaws.e-gov.go.jp/search/elawsSearch/elaws_search/lsg0500/detail?lawId=362AC0000000030（2023年12月）

津川 律子・江口 昌克（編著）（2019）．公認心理師分野別テキスト1　保健医療分野──理論と支援の展開──　創元社

World Medical Asossiation（2005）．WMA declaration of Lisbon on the rights of the patient. World Medical Asossiation. Retrieved from https://www.wma.net/policies-post/wma-declaration-of-lisbon-on-the-rights-of-the-patient/

（世界医師会　日本医師会（訳）（2005）．患者の権利に関するWMAリスボン宣言　日本医師会　Retrieved from http://dl.med.or.jp/dl-med/wma/lisbon2005j.pdf）（2023年12月）

第6章

尾藤 誠司（2011）．新たな患者─医療者関係の中での医療者の役割　京都府立医科大学雑誌, *120*, 403-409.

チーム医療推進協議会　チーム医療とは　チーム医療推進協議会　Retrieved from https://www.team-med.jp/specialists/（2023年3月1日）

Engel, G. L.（1977）. The need for a new medical model: A challenge for biomedicine. *Science*, *196*, 129-136.

Gerteis, M., Edgman-Levitan, S., Daley, J., & Delbanco, T. L.（Eds.）.（1993）. *Through the patient's eyes: Understanding and promoting patient-centered care.* San Francisco, CA: Jossey-Bass.

（ガータイズ, M.・エッジマン=レヴィタン, S.・デイリー, J.・デルバンコ, T. L.（編）信友 浩一（監訳）（2001）．ペイシェンツ・アイズ──患者中心の医療・介護をすすめる七つの視点──　日経BP）

厚生労働省（2018）．人生の最終段階における医療・ケアの決定プロセスに関するガイドライン　厚生労働省

厚生労働省　みんなのメンタルヘルス総合サイト　厚生労働省　Retrieved from https://www.mhlw.go.jp/kokoro/index.html（2023年3月1日）

日本学術会議臨床医学委員会終末期医療分科会（2008）．終末期医療のあり方について──亜急性型の終末期について──　日本学術会議

日本医師会医事法関係検討委員会（2004）．終末期医療をめぐる法的諸問題について　日本医師会医事法関係検討委員会

日本臨床心理士会（2020）．第 8 回「臨床心理士の動向調査」報告書　日本臨床心理士会

日本精神科救急学会（監修）平田 豊明・杉山 直也（編）（2015）．精神科救急医療ガイドライン 2015 年版　日本精神科救急学会

田城 孝雄　Geriatric Medicine 高齢者の在宅医療──実践ガイド──　全国在宅療養支援医協会　Retrieved from http://www.zaitakuiryo.or.jp/zaitaku/files/kaisetsu/006.html（2023 年 3 月 1 日）

和田 忠志（2004）．現代の在宅医療　全国在宅療養支援医協会　Retrieved from http://www.zaitakuiryo.or.jp/zaitaku/files/kaisetsu/009.html（2023 年 3 月 1 日）

第 7 章

安藤 哲也　摂食障害──神経性食欲不振症と神経性過食症──　e-ヘルスネット　Retrieved from https://www.e-healthnet.mhlw.go.jp/information/heart/k-04-005.html（2023 年 3 月 1 日）

福島県教育センター（1981）．福島県教育センター研究紀要第 42 号　教育相談における心理検査の活用　福島県研究センター

不登校生徒に関する追跡調査研究会（2014）．不登校に関する実態調査──平成 18 年度不登校生徒に関する追跡調査報告書──　文部科学省

原田 謙（2010）．反抗挑戦性障害・素行障害診断治療ガイドライン　奥山 眞紀子（研究代表者）子どもの心の診療に関する診療体制確保，専門的人材育成に関する研究　平成 20-22 年度総合研究報告書（総括・分担）（pp.559-592）　厚生労働省

皆藤 靖子（1999）．家庭内暴力　氏原 寛・小川 捷之・近藤 邦夫・鑪 幹八郎・東山 紘久・村山 正治・山中 康裕（編）カウンセリング辞典（pp.115-116）　ミネルヴァ書房

川上 憲人（主任研究者）（2007）．こころの健康についての疫学調査に関する研究　平成 16-18 年度厚生労働科学研究費補助金（こころの健康科学研究事業）こころの健康についての疫学調査に関する研究　総合研究報告書　厚生労働省

国家公安委員会・警察庁（2022）．令和 4 年版警察白書　日経印刷

松浦 隆信（2014）．境界水準の知的機能を有する当事者が支援の必要性を見過ごされる背景要因の検討──問題の未然予防に向けた提言を含めて──　精神療法, *40*, 719-727.

三宅 和夫（1998）．乳幼児の社会的発達　小嶋 秀夫・三宅 和夫（編著）発達心理学　放送大学教育振興会

文部科学省（2009）．子どもの徳育の充実に向けた在り方について（報告）　文部科学省　Retrieved from http://www.mext.go.jp/b_menu/shingi/chousa/shotou/053/gaiyou/attach/1286128.htm（2023 年 3 月 1 日）

文部科学省（2020）．学校・教育委員会等向け 虐待対応の手引き　文部科学省

中井 義勝・任 和子（2016）．摂食障害の診断について──DSM-IV 診断基準と DSM-5 診断基準の比較──　心身医学, *56*, 361-368.

中村 由紀子・島崎 真希子・小松 祐美子・中野 瑛子・松岡 雄一郎・宮田 世羽・岡 明 (2016).
　発達障害を持つ児における反社会的行動の検討　脳と発達, *48*, 269-264.

齊藤 万比古 (研究代表者) (2010).　ひきこもりの評価・支援に関するガイドライン　平成
　19-21 年度厚生労働科学研究費補助金 こころの健康科学研究事業「思春期のひきこもり
　をもたらす精神科疾患の実態把握と精神医学的治療・援助システムの構築に関する研
　究」

摂食障害全国支援センター　摂食障害の概説と疫学　摂食障害情報ポータルサイト (専門職
　の方)　Retrieved from http://www.edportal.jp/pro/outline.html (2023 年 3 月 1 日)

高尾 兼利 (2014).　いじめ問題と臨床心理士の専門性　西九州大学子ども学部紀要, *5*,
　11-17.

梅永 雄二 (2017).　発達障害者の就労上の困難性と具体的対策——ASD 者を中心に——　日
　本労働研究雑誌, *685*, 57-68.

四日市市教育委員会 (2005).　子どもの心を見つめて——不登校の子どもへの指導の手引き
　——　四日市市教育委員会

第 8 章

American Psychiatric Association (2022). *Diagnositic and Statistical Manual of Mental Disorders* (5th ed.), *Text Revision* (DSM-5-TR). Washington DC: American Psychiatric Publishing.
　(髙橋 三郎・大野 裕 (監訳) (2023).　DSM-5-TR 精神疾患の診断統計マニュアル　医学
　書院)

東 奈央 (2020).　精神科医療における身体拘束——人権からの考察——　精神神経学雑誌,
　122, 946-954.

福島 喜代子 (編著) 結城 千晶 (2017).　事例で学ぶ認知症の人の家族支援——認知行動療法
　を用いた支援プログラムの展開——　中央法規

池淵 恵美・中込 和幸・池澤 聰・三浦 祥恵・山﨑 修道・根本 隆洋…最上 多美子 (2012).　統
　合失調症の社会的認知——脳科学と心理社会的介入の架橋を目指して——　精神神経学
　雑誌, *114* (5), 489-507.

菊池 安希子 (2009).　統合失調症の認知行動療法——エビデンス, 認知モデル, 実践——
　精神保健研究, *55*, 79-88.

国立研究開発法人 国立精神・神経医療研究センター　精神保健研究所　こころの情報サイト
　精神科の入院について　Retrieved from https://kokoro.ncnp.go.jp/support_hospitalizatio.
　php (2024 年 2 月 13 日)

厚生労働省 (2010).　社会保障審議会医療部会 (12/2) 資料　厚生労働省　Retrieved from
　https://www.wam.go.jp/gyoseiShiryou-files/documents/2010/9859/20101202_2shir
　you_1.pdf

厚生労働省 (2020).　令和 2 年 (2020) 患者調査 (確定数) の概況　厚生労働省　Retrieved
　from https://www.mhlw.go.jp/toukei/saikin/hw/kanja/20/index.html

厚生労働省（2022）．令和3年度精神保健福祉資料630調査　国立精神・神経医療研究セン
　　ター　Retrieved from https://www.ncnp.go.jp/nimh/seisaku/data/assets/excel/r3/r3_
　　other_totalization_630.zip?v=2022042701

松井 三枝（2020）．精神科臨床とリカバリー支援のための認知リハビリテーション——統合
　　失調症を中心に——　北大路書房

日本公認心理師協会（2022）．医療機関における公認心理師が行う心理支援の実態調査　厚
　　生労働省令和3年度障害者総合福祉推進事業　日本公認心理師協会　Retrieved from
　　https://www.jacpp.or.jp/document/pdf/pdf20220530/01_20220530.pdf（2023年4月6日）

Organisation for Economic Co-operation and Development（2015）．OECD Health Statistics
　　2015. Organisation for Economic Co-operation and Development. Retrieved from https://
　　www.oecd.org/unitedstates/Country-Note-UNITED%20STATES-OECD-Health-Statis
　　tics-2015.pdf

Selwood, A., Johnston, K., Katona, C., Lyketsos, C., & Livingston, G.（2007）．Systematic review
　　of the effect of psychological interventions on family caregivers of people with dementia.
　　Journal of Affective Disorders, *101*（1-3）, 75-89.

第9章

網谷 真理恵・浅川 明弘・乾 明夫（2013）．心療内科からみた心身相関　宮岡 等（編）ここ
　　ろと身体の相互作用（pp.473-482）　シナジー

芦原 睦（1997）．心身医学おもしろレクチャー——心身医学と臨床心理学の接点——　チー
　　ム医療

Engel, G. L.（1977）．The need for a new medical model: A challenge for biomedicine. *Science*,
　　196, 129-136.

Breslow, L., & Enstorm, J. E.（1980）．Persistence of health habits and their relationship to mor-
　　tality. *Preventive Medicine*, *9*, 469-483.

羽鳥 健司（2017）．慢性疾患や身体障害の受容とその対処　羽鳥 健司（編著）臨床健康心理
　　学（pp.20-36）　ナカニシヤ出版

平林 万紀彦（2019）．身体症状症の真の回復を考える——痛み診療における森田療法の役割
　　——　日本森田療法学会雑誌，*30*，47-53.

河野 友信（2006）．新・心療内科——身体のストレス病を治すために，知っておくべきこと
　　——　PHP研究所

金 外淑（2016）．慢性疼痛患者へのケア　鈴木 伸一（編）からだの病気のこころのケア——
　　チーム医療に活かす心理職の専門性——（pp.272-283）　北大路書房

Lazarus, R. S., & Folkman, S.（1984）．*Stress, appraisal, and coping.* New York: McGraw-Hill.
　　（ラザルス，R. S.・フォルクマン，S.　本明 寛・春木 豊・織田 正美（監訳）（1991）．
　　ストレスの心理学——認知的評価と対処の研究——　実務教育出版）

Leeuw, M., Goossens, M. E. J. B., Linton, S. J., Crombez, G., Boersma, K., & Vlaeyen, J. W. S.
　　（2007）．The fear-avoidance model of musculoskeletal pain: Current state of scientific evi-

dence. *Journal of Behavioral Medicine, 30,* 77-94.

「慢性の痛み診療・教育の基盤となるシステム構築に関する教育」研究班（監修）慢性疼痛治療ガイドライン作成ワーキンググループ（編）（2018）. 慢性疼痛治療ガイドライン　真興交易医書出版部

松本 みゆき（2016）. ストレスの心理学　金井 篤子（編）産業心理臨床実践――個（人）と職場・組織を支援する――（pp.41-53）　ナカニシヤ出版

村林 信行（2013）. 疼痛性障害　宮岡 等（編）こころと身体の相互作用（pp.345-354）　シナジー

Selye, H.（1936）. A syndrome produced by diverse nocuous agents. *Nature, 138,* 32.

World Health Organization（1978）. Declaration of Alma-Ata. International conference on primary health care.

World Health Organization（2008）. Closing the gap in a generation: Health equity through action on the social determinants of health.

山岡 昌之（2013）. 心と身体の医療の接点　宮岡 等（編）こころと身体の相互作用（pp.502-510）　シナジー

第 10 章

赤塚 順一・土田 嘉昭・藤本 孟男・山崎 洋次（編）（2000）. 小児がん　医療ジャーナル社

American Psychiatric Association（2013）. *Diagnostic and statistical manual of mental disorders: DSM-5*（5th ed.）. Washington DC: American Psychiatric Association.

（アメリカ精神医学会　髙橋 三郎・大野 裕（監訳）（2014）. DSM-5 精神疾患の診断・統計マニュアル　医学書院）

傳田 健三（2017）. 自閉スペクトラム症（ASD）の特性理解　心身医学, *57*（1）, 19-26.

伊藤 良子（監修）玉井 真理子（編）（2005）. 遺伝相談と心理臨床　金剛出版

小林 重雄・古賀 靖之（編著）（2004）. 医療臨床心理学　コレール社

河野 俊寛（2017）. LD への教育機関での取り組み　児童青年精神医学とその近接領域, *58*（3）, 370-378.

児童虐待の防止等に関する法律　厚生労働省　Retrieved from https://www.mhlw.go.jp/bunya/kodomo/dv22/01.html（2023 年 12 月）

黒木 良和（2004）. 遺伝医療, 遺伝カウンセリングとバイオエシックス　川崎医療福祉学会誌, *14*, 1-9.

Mercer, R. T.（1981）. A theoretical framework for studying factors that impact on the maternal role. *Nursing Research, 30*（2）, 73-77.

森 恵美・坂上 明子・前原 邦江・小澤 治美・森田 亜希子・前川 智子（2011）. 高度生殖医療後の妊婦の母親役割獲得過程を促す看護介入プログラムの開発　日本母性看護学会誌, *11*（1）, 19-26.

森 恵美・髙橋 眞理・工藤 美子・堤 治・石井 邦子・島袋 香子…坂上 明子（2016）. 母性看護学 1　母性看護学概論　第 13 版　医学書院

森 恵美・高橋 眞理・工藤 美子・堤 治・定月 みゆき・坂上 明子…新井 陽子（2016）．母性看護学2　母性看護学各論　第13版　医学書院

森 則夫・杉山 登志郎・岩田 泰秀（編著）（2014）．臨床家のためのDSM-5虎の巻　日本評論社

村上 佳津美（2017）．注意欠如・多動症（ADHD）特性の理解　心身医学, 57, 27-38.

村上 静・守屋 英子（2013）．被虐待児・非行傾向のある子どもとの関わりで体験する不安・戸惑い・傷つき───一時保護所の宿日直員（嘱託）のインタビュー分析───　茨城大学教育実践研究, 32, 243-256.

永田 雅子（編著）（2016）．別冊発達32　妊娠・出産・子育てをめぐるこころのケア───親と子の出会いからはじまる周産期精神保健───　ミネルヴァ書房

奈良間 美保・丸 光惠・堀 妙子・来生 奈巳子・新家 一輝・富岡 晶子…荒木 暁子（2015）．小児看護学1　小児看護学概論 小児臨床看護総論　第13版　医学書院

奈良間 美保・丸 光惠・西野 郁子・名越 廉・茂本 咲子・出野 慶子…前田 留美（2015）．小児看護学2　小児臨床看護各論　第13版　医学書院

日本産科婦人科学会（2023）．不妊症　日本産科婦人科学会　Retrieved from https://www.jsog.or.jp/modules/diseases/index.php?content_id=15（2023年12月）

日本産婦人科医会（2017）．妊産婦メンタルヘルスケアマニュアル───産後ケアへの切れ目のない支援に向けて───　日本産婦人科医会　Retrieved from http://www.jaog.or.jp/wp/wp-content/uploads/2017/11/jaogmental_L.pdf（2023年12月）

大橋 優紀子・南谷 真理子・北村 俊則（2014）．出産後のメンタルヘルス　マタニティ・ブルーズと産後うつ病　周産期医学, 44 (7), 957-961.

大塚 義孝（編）（2004）．病院臨床心理学　誠信書房

鈴木 伸一（編著）（2016）．からだの病気のこころのケア───チーム医療に活かす心理職の専門性───　北大路書房

津川 律子・江口 昌克（編著）（2019）．公認心理師分野別テキスト1　保健医療分野───理論と支援の展開───　創元社

山中 康裕・馬場 禮子（責任編集）（1998）．病院の心理臨床　金子書房

矢永 由里子（編）（2017）．心理臨床実践───身体科医療を中心とした心理職のためのガイドブック───　誠信書房

第11章

袴田 優子（2016）．神経心理学検査　下山 晴彦・中嶋 義文（編）公認心理師必携　精神医療・臨床心理の知識と技法（pp.196）　医学書院

厚生労働省社会・援護局障害保健福祉部・国立障害者リハビリテーションセンター（編）（2008）．高次脳機能障害者支援の手引き　改訂第2版　国立障害者リハビリテーションセンター　Retrieved from http://www.rehab.go.jp/application/files/7016/7461/6002/5369b8c1e096d2fb1ae33cb308cb64ed.pdf（2023年4月6日）

三村 將（研究代表者）（2023）．高次脳機能障害の診断基準の検討とその普及啓発に関する研

究　令和 4 年度総括・分担研究報告書　厚生労働省 Retrieved from https://mhlw-grants. niph.go.jp/project/163925

日本公認心理師協会（2022）．医療機関における公認心理師が行う心理支援の実態調査　厚生労働省令和 3 年度障害者総合福祉推進事業　日本公認心理師協会　Retrieved from https://www.jacpp.or.jp/document/pdf/pdf20220530/01_20220530.pdf（2023 年 4 月 6 日）

日本神経学会（2017）．脳神経内科だからできること――医学生・研修医の方々へ―― 日本神経学会　Retrieved from https://www.neurology-jp.org/neurology/pdf/kensyui.pdf （2023 年 4 月 6 日）

渡邉 修（2012）．認知リハビリテーション効果のエビデンス　認知神経科学, *13*（3）, 219-225.

WHO Expert Committee on Disability Prevention and Rehabilitation & World Health Organization（1981）．Disability prevention and rehabilitation. World Health Organization. Retrieved from https://apps.who.int/iris/handle/10665/40896（2023 年 4 月 6 日）

山下 光（2019）．神経心理学的アセスメント入門　武田 克彦・山下 光（編著）神経心理検査ベーシック（pp.1-25）　中外医学社

第 12 章

国際連合（1991）．精神疾患を有する者の保護及びメンタルヘルスケアの改善のための諸原則　医療観察法. NET　Retrieved from http://www.kansatuhou.net/10_shiryoshu/04_02 UNmental_gensoku.html

厚生労働省　医療観察法の地方裁判所の審判の終局処理の状況　厚生労働省　Retrieved from https://www.mhlw.go.jp/stf/seisakunitsuite/bunya/hukushi_kaigo/shougaisha hukushi/sinsin/kettei.html

厚生労働省　精神科救急入院料病棟　e-ヘルスネット　Retrieved from https://www.e-health net.mhlw.go.jp/information/dictionary/heart/yk-036.html

厚生労働省　心神喪失者等医療観察法　厚生労働省　Retrieved from https://www.mhlw. go.jp/stf/seisakunitsuite/bunya/hukushi_kaigo/shougaishahukushi/sinsin/gaiyo.html

厚生労働省　心神喪失者等医療観察法による入院対象者の状況　厚生労働省　Retrieved from https://www.mhlw.go.jp/stf/seisakunitsuite/bunya/hukushi_kaigo/shougaisha hukushi/sinsin/nyuin.html

厚生労働省　指定入院医療機関の整備状況　厚生労働省　Retrieved from https://www.mhlw. go.jp/stf/seisakunitsuite/bunya/hukushi_kaigo/shougaishahukushi/sinsin/iryokikan_ seibi.html

日本弁護士連合会（2010）．精神医療の改善と医療観察法の見直しに関する意見書　日本弁護士連合会　Retrieved from https://www.nichibenren.or.jp/activity/document/opinion/ year/2010/100318_6.html

日本弁護士連合会刑事法制委員会（編）（2014）．Q&A 心神喪失者等医療観察法解説　第 2 版　三省堂

裁判所　裁判手続刑事事件 Q&A　裁判所　Retrieved from http://www.courts.go.jp/saiban/qa_keizi/qa_keizi_21/index.html

融 道男・中根 允文・小見山 実・岡崎 祐士・大久保 善朗（監訳）（2005）．ICD-10　精神および行動の障害――臨床記述と診断ガイドライン――　新訂版　医学書院

第13章

American Psychiatric Association（2013）. *Diagnostic and statistical manual of mental disorders: DSM-5*（5th ed.）. Washington DC: American Psychiatric Association.
　（アメリカ精神医学会　髙橋 三郎・大野 裕（監訳）（2014）．DSM-5 精神疾患の診断・統計マニュアル　医学書院）

DMAT 事務局ホームページ　厚生労働省 DMAT 事務局　Retrieved from http://www.dmat.jp/index.html

DPAT 事務局ホームページ　DPAT 事務局　Retrieved from https://www.dpat.jp

Holmes, E. A., & Mathews, A.（2010）. Mental imagery in emotion and emotional disorders. *Clinical Psychology Review, 30*, 349-362.

岩波 明（2016）．サリン事件被害者の精神症状　日本生物学的精神医学会誌, *27*（2）, 71-74.

内閣府　過去5年の激甚災害の指定状況一覧　内閣府防災情報のページ　Retrieved from https://www.bousai.go.jp/taisaku/gekijinhukko/list.html

National Child Traumatic Stress Network, & National Center for PTSD（2006）. *Psychological first aid: Field operations guide*（2nd ed.）. U.S. Department of Veterans Affairs. Retrieved from https://www.ptsd.va.gov/professional/treat/type/psych_firstaid_manual.asp
　（アメリカ国立子どもトラウマティックストレス・ネットワーク・アメリカ国立 PTSD センター　兵庫県こころのケアセンター（訳）（2009）．サイコロジカル・ファーストエイド実施の手引き　第2版　兵庫県こころのケアセンター　Retrieved from http://www.j-hits.org/psychological/pdf/pfa_complete.pdf#zoom=100）

日本経済新聞（2015）．被害者の3割に PTSD　地下鉄サリン事件20年　日本経済新聞　2月25日

World Health Organization, War Trauma Foundation, & World Vision International（2011）. *Psychologocal first aid: Guide for field workers*. Jenova: World Health Organization.
　（世界保健機関・戦争トラウマ財団・ワールド・ビジョン・インターナショナル　国立精神・神経医療研究センター・ケア・宮城・プラン・ジャパン（2012）．心理的応急処置（サイコロジカル・ファーストエイド：PFA）フィールド・ガイド　厚生労働省　Retrieved from https://saigai-kokoro.ncnp.go.jp/pdf/who_pfa_guide.pdf）

融 道男・中根 允文・小見山 実・岡崎 祐士・大久保 善朗（監訳）（2005）．ICD-10　精神および行動の障害――臨床記述と診断ガイドライン――　新訂版　医学書院

人名索引

事項索引

執筆者紹介

＊名前のあとの括弧内は執筆担当章を表す。

依田　麻子（編著者）（まえがき，第1〜3章）

1987年　日本大学大学院文学研究科心理学専攻博士後期課程満期退学
現　在　日本大学文理学部心理学科教授　博士（心理学）（日本大学）

主要著書・論文

『心理学概説——心理学のエッセンスを学ぶ——』（分担執筆）（啓明出版，2014）

『心理学研究法——データ収集・分析から論文作成まで——』（分担執筆）（サイエンス社，2005）

『心理カウンセリング PCA ハンドブック』（分担執筆）（至文堂，2002）

「認知制御レベルの違いによる脳波活動の変動」（共著）（日本大学心理学研究，40，2019）

大石　武信（第12，13章）

1996年　日本大学大学院文学研究科心理学専攻博士後期課程満期退学
現　在　T-time 心理ラボ代表　聖徳大学非常勤講師
　　　　修士（心理学）（日本大学）　公認心理師　ストレスチェック実施者

主要著書・論文

『ザ・ベーシック・サイコロジー——これを知らなきゃ看護はできない心理学——』（サイオ出版，2022）

「看護学生の初臨地実習前後でのロールレタリングのテキストマイニング分析」（役割交換書簡法・ロールレタリング研究，3，2020）

狩野　武道（第4章）

2012年　日本大学大学院文学研究科心理学専攻博士後期課程修了
現　在　日本大学文理学部心理学科助教
　　　　博士（心理学）（日本大学）　公認心理師　臨床心理士

主要著書・論文

『教育心理学』（分担執筆）（中山書店，2024）

「大学生における無気力の三側面の比較——アパシー傾向，アパシー心理，抑うつ気分の視点から——」（こころの健康（日本精神衛生学会誌），38（1），2023）

北村　世都 （第8，11章）

2007 年　日本大学大学院文学研究科心理学専攻博士後期課程修了
現　在　聖徳大学心理・福祉学部心理学科教授
　　　　博士（心理学）（日本大学）　公認心理師　臨床心理士

主 要 著 書

『医療現場の共感力』（分担執筆）（金芳堂，2023）

『認知症の人の主観に迫る──真のパーソン・センタード・ケアを目指して──』
　　（共著）（協同医書出版社，2020）

河野　千佳 （第5，10章）

2017 年　日本大学大学院文学研究科心理学専攻博士後期課程満期退学
現　在　日本大学文理学部心理学科准教授
　　　　修士（心理学）（日本大学）　公認心理師　臨床心理士

主 要 著 書

『保健医療分野の心理職のための対象別事例集──チーム医療とケースフォーミュレ
　　ーション──』（分担執筆）（福村出版，2021）

『公認心理師分野別テキスト 1　保健医療分野──理論と支援の展開──』（分担執
　　筆）（創元社，2019）

松浦　隆信 （第6，7，9章）

2012 年　日本大学大学院文学研究科心理学専攻博士後期課程修了
現　在　日本大学文理学部心理学科教授
　　　　博士（心理学）（日本大学）　公認心理師　臨床心理士

主要著書・論文

「外来森田療法の効果判定研究──パイロットスタディに向けた予備的検討──」
　　（共著）（精神療法，46（6），2020）

『不安の発生要因と介入モデルに関する臨床社会心理学的検討』（風間書房，2014）

テキストライブラリ 心理学のポテンシャル＝9

ポテンシャル健康・医療心理学

2024 年 3 月 10 日 ©　　　　　　初 版 発 行

編著者　依 田 麻 子　　　　発行者　森 平 敏 孝
著　者　大 石 武 信　　　　印刷者　中 澤　　眞
　　　　狩 野 武 道　　　　製本者　小 西 惠 介
　　　　北 村 世 都
　　　　河 野 千 佳
　　　　松 浦 隆 信

発行所　　株式会社　サイエンス社

〒151-0051　東京都渋谷区千駄ヶ谷 1 丁目 3 番 25 号
営業 TEL　(03)5474-8500(代)　　振替 00170-7-2387
編集 TEL　(03)5474-8700(代)
FAX　　　(03)5474-8900

組版　ケイ・アイ・エス
印刷　㈱シナノ　　　　　製本　ブックアート
《検印省略》

本書の内容を無断で複写複製することは，著作者および出
版者の権利を侵害することがありますので，その場合には
あらかじめ小社あて許諾をお求め下さい。

サイエンス社のホームページのご案内
https://www.saiensu.co.jp
ご意見・ご要望は
jinmon@saiensu.co.jp　まで.

ISBN978-4-7819-1587-6

PRINTED IN JAPAN

テキストライブラリ 心理学のポテンシャル 8

ポテンシャル
臨床心理学

横田 編著／津川・篠竹・山口・菊島・北村 著
A5 判・288 頁・本体 2,400 円（税抜き）

現代社会では，こころをめぐる難しい問題が多くあり，それらにどのように対応するのかについての基礎的な知識が必要とされています。また，公認心理師法の成立に伴って，公認心理師が国家資格となり，臨床の現場で独立した活動ができるような人材が求められています。そのような中，臨床心理学に期待される役割はますます大きくなると言えるでしょう。本書では，臨床心理学の基本を生物・心理・社会の総合的なモデルととらえ，その基礎的な知識を臨床・教育現場における経験豊富な著者陣が，初学者にも分かりやすいよう丁寧に解説します。

【主要目次】

サイエンス社